医療経営士のための現場力アップシリーズ ④

今すぐできる！
ゼロから学べる財務会計入門

梅原 隆 編著
公認会計士

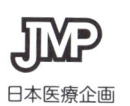

JMP
日本医療企画

《医療経営ブックレットとは》

◆ コンセプト
　本書は、医療経営における様々な問題や課題を解決するために、効率的な学習を進めるためのブックレットです。必要とされる知識や思考法、実践能力、備えるべき価値観等を習得することを目的としています。

◆ テーマ設定
　日常業務に役立つ実践的なテーマから、中長期的な視点や幅広いアプローチが必要となる経営手法、さらには医療のあり方や社会のあり方といった倫理・社会学的なテーマまで、医療経営に必要とされる様々なテーマを取り上げています。

◆ 読者対象
　医療経営士をはじめ、医療機関に勤める方や医療機関と関わりのある他業種・団体の方、さらに医療経営について学んでいる方を主な読者対象としています。

◆ 使い方
　勉強会や研究会の教材としての利用が効果的です。示された事例や課題について、グループワークや討論を重ねながら、問題解決に向けた具体策と能力を習得し、医療経営に役立てられることを期待しています。

《医療経営士とは》

　医療機関をマネジメントする上で必要な医療および経営に関する知識と、経営課題を解決する能力を有し、実践的な経営能力を備えた人材として、一般社団法人日本医療経営実践協会※が認定する資格です。

※一般社団法人日本医療経営実践協会　http://www.JMMPA.jp/

はじめに

　国の医療費抑制策が続き、医療機関を取り巻く環境は年々厳しくなっています。このような環境下、地域を支える医療機関として永続的に活動を行っていくためには、しっかりと利益を獲得し、将来に向かった投資を継続的に行っていく経営が求められます。

　医療機関の最大の財産は人です。勤務している職員の一人ひとりが、自施設の財務内容を十分に理解し、自らの業務（行動）がどのように財務諸表の数値（の改善）に影響を与えるのかを意識して行動することが、今後ますます重要となります。

　このブックレットは、私どもが日々医療機関の監査やアドバイザリー業務に携わる中で見聞きしたり、簿記・会計研修を通じて質問を受けたりした事項に基づき作成しております。

　作成にあたっては、病院会計についての入門書という位置づけで普段、会計・経理業務に携わっていない医師、看護師、その他の病院職員の方々に、財務諸表を理解するうえで、最低限知っておいて欲しいと思われる事項を中心に簡潔にまとめました。

　お読み頂いた皆様がこのブックレットを通じて、会計に対する苦手意識を払拭し、財務諸表を読み解くことができるようになることを執筆者一同、心より願っております。

公認会計士
梅原　隆

目次

はじめに ··· 3

1. 会計・簿記の意義と目的 ··· 8
2. 会計期間と簿記全体の流れ ·· 11
3. 簿記の対象となる取引、取引の認識基準 ························ 14
4. 仕訳とは ·· 17
5. 簿記一巡における成果物 ·· 20
6. 代表的な財務諸表の種類（1）貸借対照表 ······················ 22
7. 代表的な財務諸表の種類（2）損益計算書 ······················ 25
8. 貸借対照表の主な項目（1）流動資産①現金及び預金 ········ 28
9. 貸借対照表の主な項目（1）流動資産②医業未収金 ·········· 30
10. 貸借対照表の主な項目（1）流動資産③貸倒引当金 ·········· 32
11. 貸借対照表の主な項目（1）流動資産④棚卸資産 ············· 34
12. 貸借対照表の主な項目（1）流動資産⑤その他の資産（投資含む） ··· 37
13. 貸借対照表の主な項目（2）固定資産①有形・無形固定資産 ······ 40
14. 貸借対照表の主な項目（3）流動負債①買掛金・未払金・未払費用 ··· 43
15. 貸借対照表の主な項目（3）流動負債②借入金 ················ 45
16. 貸借対照表の主な項目（3）流動負債③賞与引当金 ·········· 47
17. 貸借対照表の主な項目（3）流動負債④その他の負債（固定含む） ··· 49
18. 貸借対照表の主な項目（4）固定負債①退職給付引当金 ······ 51
19. 貸借対照表の主な項目（5）純資産 ······························ 54
20. 貸借対照表の見方（1）貸借対照表の特徴 ······················ 56
21. 貸借対照表の見方（2）経営分析の視点 ························ 60
22. 損益計算書の主な項目（1）医業収益 ··························· 63

23. 損益計算書の主な項目（2）医業費用①材料費 ……………………………… 66
24. 損益計算書の主な項目（2）医業費用②給与費 ……………………………… 68
25. 損益計算書の主な項目（2）医業費用③設備関係費 ………………………… 71
26. 損益計算書の主な項目（2）医業費用④その他の費用 ……………………… 74
27. 損益計算書の主な項目（3）医業外収益・医業外費用 ……………………… 76
28. 損益計算書の主な項目（4）臨時収益・臨時費用・法人税、住民税及び
　　事業税負担額 …………………………………………………………………… 79
29. 損益計算書の見方（1）損益計算書の特徴 …………………………………… 82
30. 損益計算書の見方（2）経営分析の視点 ……………………………………… 86

● 編著者

梅原 隆（うめはら・たかし）
　私立大学附属病院、国立病院、公立病院及び民間病院の監査、アドバイザリー業務に関与。新日本有限責任監査法人・大阪公会計部・パートナー・公認会計士。

● 著者（50音順）

上田 美穂（うえだ・みほ）
国立病院、国公立大学附属病院及び公立病院の監査、アドバイザリー業務に関与。新日本有限責任監査法人・大阪公会計部・パートナー・公認会計士。

柏岡 佳樹（かしおか・よしき）
国公立大学附属病院及び公立病院の監査、アドバイザリー業務に関与。新日本有限責任監査法人・大阪公会計部・シニア・公認会計士。

近藤 雄介（こんどう・ゆうすけ）
国立病院、国立大学附属病院及び公立病院の監査、アドバイザリー業務に関与。新日本有限責任監査法人・大阪公会計部・シニア・公認会計士。

佐藤 恵理子（さとう・えりこ）
国立病院、学校法人等の監査業務に関与。新日本有限責任監査法人・大阪公会計部・シニア・公認会計士。

篠原 直（しのはら・なお）
国立病院、公立病院及び民間病院の監査、アドバイザリー業務に関与。新日本有限責任監査法人・大阪公会計部・マネージャー・公認会計士。

鈴木 友典（すずき・とものり）
国立病院、国公立・私立大学附属病院、公立病院及び民間病院の監査、アドバイザリー業務に関与。新日本有限責任監査法人・大阪公会計部・マネージャー・公認会計士。

内藤 悠理（ないとう・ゆうり）
国公立大学附属病院及び公立病院の監査業務に関与。新日本有限責任監査法人・大阪公会計部・スタッフ・公認会計士試験合格者。

前橋 佑也（まえはし・ゆうや）
国立病院の監査、アドバイザリー業務に関与。新日本有限責任監査法人・大阪公会計部・スタッフ・公認会計士試験合格者。

今すぐできる！
ゼロから学べる財務会計入門

1. 会計・簿記の意義と目的

(1) 会計の意義と目的

　病院で医薬品を購入することを考えてみましょう。例えば、医薬品A（単価100円）を1個、医薬品B（単価200円）を1個購入した場合、個数を合計した2個には意味がありませんが、金額の合計である300円には、診療報酬との比較や他病院との比較などの評価を行うことができるという意味を持たせることが可能になります。

　このように、私たちが行う活動を金額で記録・分類・整理し、その結果を一定の形式にまとめて必要な情報を提供するための計算システムを会計といいます。

　会計は経済的活動を行う主体（企業、公共的団体、病院、学校など）に対して適用されますが、このうち病院に適用される会計を病院会計といいます（図1参照）。

図1　会計の目的

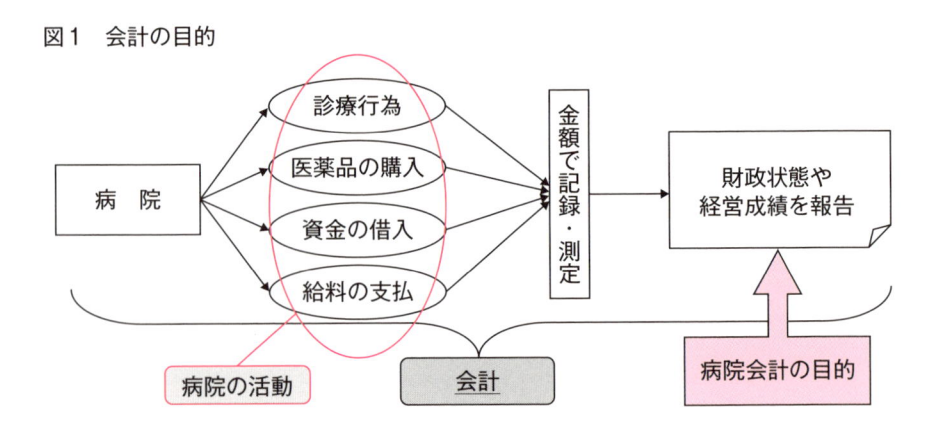

（2）簿記の意義と目的

①簿記の意義

上記（1）で説明した会計の目的を達成するためには、企業等の事業体の営業活動に伴う財産の増減を一定のルールに従って記録する必要があります。この手続を簿記といいます。

②単式簿記と複式簿記

簿記には単式簿記と複式簿記の2つの方法があります。それぞれの特徴は表1のとおりです。

表1　単式簿記と複式簿記

	単式簿記	複式簿記
内容	現金の入出金を基準に日々の取引を記録していく方法	日々の取引を原因と結果に分類し、それぞれ別々に記録していく方法
メリット	現金の入出金が記録の基準となるため、簡単に記録することが可能	現金の増減という結果に加え、どのような取引に起因して現金が増減したのかを把握することが可能
デメリット	現金の残高を知ることはできるが、その結果にいたるまでの原因を知るには他の資料を作成する必要があり不便	取引を原因と結果に分類する必要があることから、単式簿記に比べ記録を行うことが煩雑
使用される場面	家計簿、お小遣い帳	財務諸表

なお、病院会計では複式簿記が用いられることから、ここから先は複式簿記を前提として説明を行います。

③簿記の目的

簿記が適切に行われると、次のようなことを知ることができます。

■一定時点における財政状態（どれくらいの財産があるか）

■一定期間の経営成績（経営活動の結果、いくらもうけたか、あるいは

損をしたか）

　これらの情報を財務諸表と呼ばれる報告書にまとめることで、銀行や仕入先など病院を取り巻く利害関係者に病院の財政状態や経営成績を開示することが可能になります。また、日々の財産管理や財務分析等、病院内部での内部管理に役立てることも可能になります。

2. 会計期間と簿記全体の流れ

(1) 会計期間とは

　前項において、簿記の目的は一定時点における財政状態を明らかにすること、一定期間の経営成績を明らかにすることと述べましたが、この一定期間のことを会計期間といいます。会計期間はそれぞれの会計主体が決定することができますが、日本では4月1日から3月31日までの1年間とされることが一般的です（図2参照）。

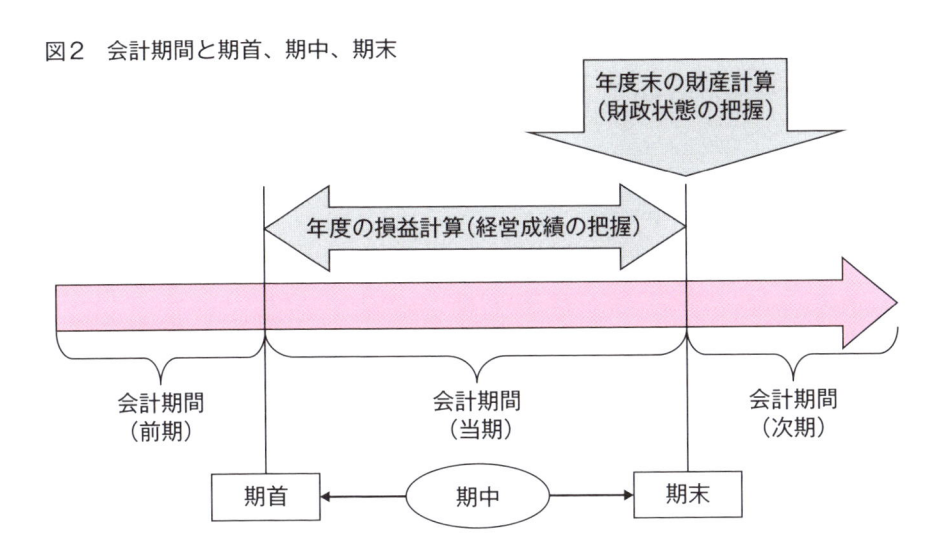

図2　会計期間と期首、期中、期末

(2) 簿記全体の流れ

　では、会計期間における簿記の流れはどのようになっているのでしょうか。ここでは、簿記を4つのステップに分けて説明します（図3参照）。

図3　簿記全体の流れ

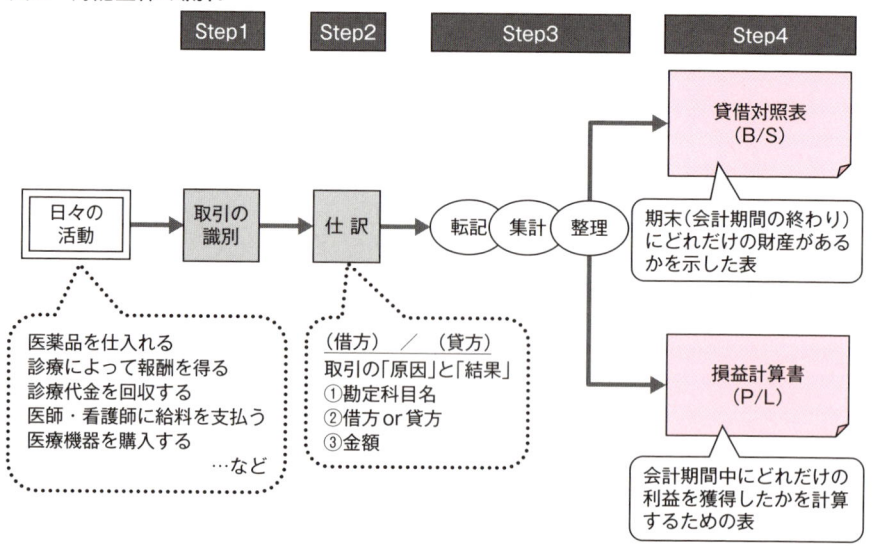

| Step1 | Step2 | Step3 | Step4 |

日々の活動 → 取引の識別 → 仕訳 → 転記・集計・整理 → 貸借対照表（B/S）／損益計算書（P/L）

【日々の活動】
- 医薬品を仕入れる
- 診療によって報酬を得る
- 診療代金を回収する
- 医師・看護師に給料を支払う
- 医療機器を購入する
…など

【仕訳】
（借方）／（貸方）
取引の「原因」と「結果」
① 勘定科目名
② 借方or貸方
③ 金額

【貸借対照表（B/S）】
期末（会計期間の終わり）にどれだけの財産があるかを示した表

【損益計算書（P/L）】
会計期間中にどれだけの利益を獲得したかを計算するための表

● Step1：取引の識別

　病院では、患者への診療行為や医薬品・診療材料の購入、医師・看護師への給与の支払いなど様々な取引や活動を行っていますが、まず、これらの取引や活動の中から簿記の対象となる取引を識別します（簿記の対象となる取引については、「3．簿記の対象となる取引、取引の認識基準」の項で詳しく説明します）。

● Step2：仕訳

　Step1で識別した取引について伝票に仕訳を行います。仕訳においては、①勘定科目、②借方と貸方、③金額が決められます（仕訳については、「4．仕訳とは」の項で詳しく説明します）。

● Step3：転記・集計・整理

　1枚の伝票には1つの仕訳しか記載されないため、このままでは病院の財政状態や経営成績を表すことができません。そこで、伝票に記載した仕訳内容を帳簿に書き写すことが必要になります。この作業を転記といいま

す。取引の識別から仕訳、転記までを1年間繰り返したのち、集計と整理を行うことで、Step4に記載された成果物を作成する準備を行います（転記、集計、整理については、「5．簿記一巡における成果物」の項で詳しく説明します。なお、通常はコンピュータ・システムを利用するため、現在では、転記や集計、整理を手作業で行うことは少なくなっています）。

● Step4：貸借対照表・損益計算書

代表的な簿記の成果物は、会計期間の終わりにどれだけの財産があるかを表す貸借対照表と、会計期間中にどれだけの利益を獲得したかを表す損益計算書の2つです（貸借対照表・損益計算書については、「6．代表的な財務諸表の種類（1）貸借対照表」、「7．代表的な財務諸表の種類（2）損益計算書」の項で詳しく説明します）。

3. 簿記の対象となる取引、取引の認識基準

(1) 簿記の対象となる取引

　簿記の目的は一定時点での財政状態や、一定期間の経営成績を明らかにすることです。このため簿記の対象となる取引（会計上の取引）は、財産が増加または減少するか、財産が変化するものとなります。

　では、一般的な取引と会計上の取引にはどのような違いがあるのでしょうか。例を示して説明すると、**表2**のとおりとなります。

表2　一般的な取引と会計上の取引の違い

区分	例示	理由
一般的な取引かつ会計上の取引	医薬品を現金で購入する、診療行為を行い、代金を現金で受け取る。	医薬品を購入すると、医薬品という財産が増加し、現金という財産が減少します。また、診療代金を現金で受け取った場合、現金という財産が増加します。
一般的な取引だが会計上の取引ではないもの	病院開設のため、建物の賃貸借契約を行う。	建物は貸主のものであることから借主側では建物という財産は増加せず、また、契約をしただけでは現金という財産の減少も起こらないことから、会計上の取引には該当しません。
一般的な取引ではないが会計上の取引となるもの	火事で建物が焼けてしまう。	火事で建物が焼けてしまった場合、建物という財産がなくなってしまう（減少する）ことから、会計上の取引に該当します。

(2) 取引の二重性

複式簿記では、取引を原因と結果に分けて記録する必要があるため、一つの取引を二面から捉えることが重要になります。これを取引の二重性といいます。職員に給料を支払う場合を例に原因と結果を示すと、(例1)のとおりとなります。

> (例1) 職員に給料200,000円を現金で支払った場合
> ⇒【原因】人件費が200,000円発生する
> 　【結果】現金が200,000円減少する

(3) 取引の認識基準 (発生主義と現金主義)

例えば病院で消耗品を購入する場合、掛け取引を行っていれば納品・検収から代金の支払いまでに時間差が生じます。この場合に、取引は納品・検収時点と代金の支払い時点のどちらで認識するべきでしょうか。

ここで、病院会計においては現金の入金時・支払い時ではなく役務提供や納品等の事実が発生した時に資産・負債や収益・費用を計上します。この考え方を発生主義といいます。「いつ支出したのか」ではなく「いつ活動したのか」に重点を置くことにより、病院の運営状況をより正しく把握することが可能になります。

なお、現金の入金・支払い時に資産・負債や収益・費用を計上する考え方を現金主義といいますが、信用取引が発達した現在においては、現金の入金・支払いが経済実態を十分に表しているとは言い難いため、原則として使用できません。

発生主義による取引計上を消耗品の購入を例に見てみましょう。

(例２）消耗品の購入（図４参照）
　発注した消耗品が納品され、検収作業が完了した時点で債務が確定します（経済的事実の発生）。そのため、検収作業が完了した時点で、「消耗品費」及び「未払金」を計上します。

図４　消耗品の購入

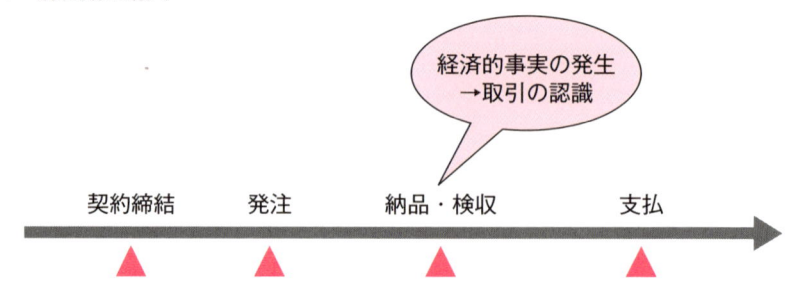

契約締結　　発注　　納品・検収　　支払

納品・検収：経済的事実の発生
→取引の認識

4. 仕訳とは

（1）仕訳とは

　複式簿記では一つの取引を原因と結果に分類して記録することが必要ですが、取引の原因と結果を借方要素（左側）と貸方要素（右側）に分類して、勘定科目（取引の原因と結果を表すために使用する名称のこと。現金、借入金、医薬品費、給与など）と金額を決定することを仕訳といいます。

　従って、仕訳を行う（「仕訳を切る」ともいいます）には、①取引を分解する、②勘定科目を決定する、③金額を決定する、の3つの作業が必要になります。前項で示した職員に給与を支払う場合で考えてみると、図5のようになります。

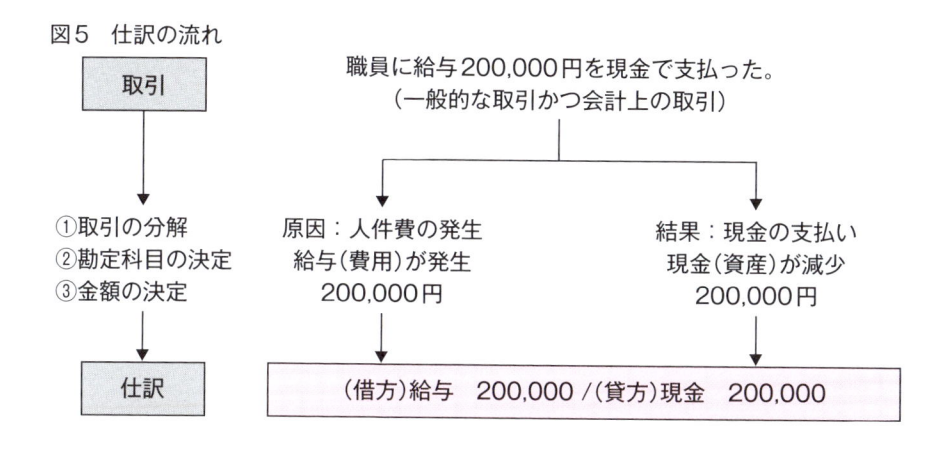

図5　仕訳の流れ

取引：職員に給与200,000円を現金で支払った。
（一般的な取引かつ会計上の取引）

①取引の分解
②勘定科目の決定
③金額の決定

原因：人件費の発生　給与（費用）が発生　200,000円

結果：現金の支払い　現金（資産）が減少　200,000円

仕訳：（借方）給与　200,000 ／（貸方）現金　200,000

（2）仕訳の法則

　仕訳において使用される勘定科目は、資産、負債、純資産、収益、費用の5つに区分されますが、これらを借方（左側）と貸方（右側）のいずれに

書くかには、表3のような法則があります。

表3　仕訳の法則

	借方（左側）に書く	貸方（右側）に書く
資産	資産の増加	資産の減少
負債	負債の減少	負債の増加
純資産	純資産の減少	純資産の増加
収益	収益の取り消し	収益の発生
費用	費用の発生	費用の取り消し

　（1）の給与を支払う事例では、給与という費用が発生し現金という資産が減少したことから、給与を借方に、現金を貸方に記載します。

（3）主な仕訳パターン

　仕訳には想定されるパターンがいくつかあります。借方要素と貸方要素の組み合わせを考えると、通常発生する仕訳は図6で示されたパターンに分かれます。

　なお、図6のうち点線で示された5パターンの仕訳は、通常はあまり想定されません。また、収益及び費用は、洗替仕訳、修正仕訳など以外では通常貸借が逆に（収益が借方に、費用が貸方に）仕訳されることはありません。

図6　仕訳の13パターン

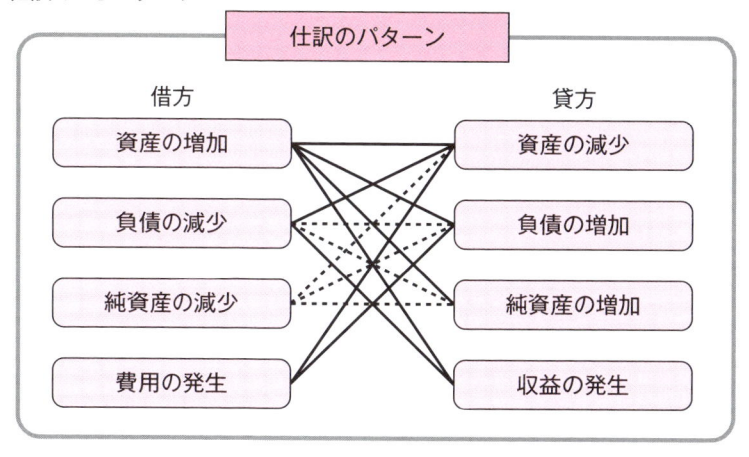

```
                    ┌─────────────────┐
                    │  仕訳のパターン  │
                    └─────────────────┘
        借方                              貸方

   ┌──────────────┐                ┌──────────────┐
   │  資産の増加  │                │  資産の減少  │
   └──────────────┘                └──────────────┘

   ┌──────────────┐                ┌──────────────┐
   │  負債の減少  │                │  負債の増加  │
   └──────────────┘                └──────────────┘

   ┌──────────────┐                ┌──────────────┐
   │ 純資産の減少 │                │ 純資産の増加 │
   └──────────────┘                └──────────────┘

   ┌──────────────┐                ┌──────────────┐
   │  費用の発生  │                │  収益の発生  │
   └──────────────┘                └──────────────┘
```

5. 簿記一巡における成果物

　既に述べたように、簿記の目的は、一定時点における財政状態や一定期間の経営成績を明らかにし、外部報告や内部管理に役立てることです。この目的を達成するために、簿記一巡の流れにおいて図7のような成果物を作成することとなります。

図7　簿記一巡の成果物

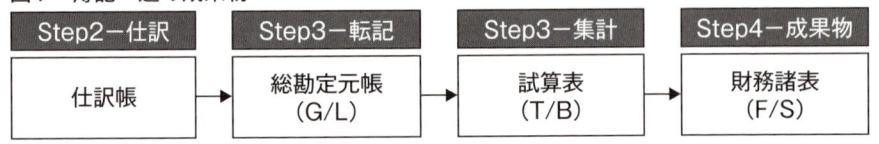

Step2－仕訳	Step3－転記	Step3－集計	Step4－成果物
仕訳帳	総勘定元帳（G/L）	試算表（T/B）	財務諸表（F/S）

（1）仕訳帳

　仕訳帳は、日付ごとにすべての取引を仕訳の形で記録した帳簿をいいます。取引が発生すると、その状況を会計に反映させるために仕訳帳に仕訳を記録します。

（2）総勘定元帳

　総勘定元帳は、勘定科目ごとにすべての取引を記録する勘定口座を集めた帳簿をいいます。元帳は、仕訳帳に記録した仕訳を勘定科目ごとに定められた勘定口座に転記することにより作成され、この元帳をすべての勘定科目について集めた帳簿が総勘定元帳となります。

　この元帳の記録により、試算表や財務諸表が作成されるため、簿記の基本となる重要な帳簿であり、仕訳帳とともに「主要簿」といわれています。

(3) 試算表

試算表は、転記が正しく行われたかどうかを確かめるために作成される表をいいます。

簿記のスタートである仕訳の段階では借方と貸方の金額は必ず一致していましたので、仕訳から総勘定元帳に転記された金額は、常に貸借（借方と貸方の合計金額）が一致しています。さらに、すべての勘定を集計した場合にも貸借は一致します。この金額が一致していない場合には、仕訳帳から元帳への転記ミスが想定されますので、元帳を確認する必要があります。

(4) 財務諸表

財務諸表は、簿記一巡における最終成果物であり、試算表の勘定を、資産・負債・純資産・収益及び費用に分類して作成されます。

資産、負債及び純資産を集計して作成されたものが貸借対照表、収益及び費用を集計して作成したものが損益計算書になります。

なお、合計残高試算表と財務諸表との関係は図8のようになっています。

図8　合計残高試算表と財務諸表

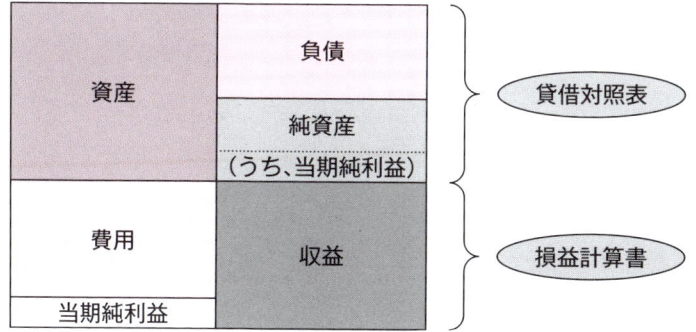

	合計残高試算表	
資産	負債	貸借対照表
	純資産	
	（うち、当期純利益）	
費用	収益	損益計算書
当期純利益		

6. 代表的な財務諸表の種類（1）貸借対照表

（1）貸借対照表の目的

　貸借対照表は、決算期末日における病院の財政状態をあらわすことを目的としています。

（2）貸借対照表の特徴

　貸借対照表においては、借方に資産の部、貸方に負債の部、純資産の部を記載します。
「資産」とは、将来の収益の獲得に役立つような病院の経済的資源、「負債」とは、将来期間において病院の資産を減少させるような経済的負担、「純資産」とは、元本たる資本と病院が獲得した利益のうち病院に留保されている部分の合計額をいいます。
　病院が活動するためには、設備を整え、薬品を購入する等、何をするにも資金が必要です。この必要資金について、自前で調達されたもの（自己資本）であれば純資産となり、外部から調達してきたもの（他人資本）であれば負債となります。そして、調達された資金は、病院の活動のため、設備や棚卸資産として運用され、資産となります（図9参照）。
　資産の部については、流動資産と固定資産に分けて記載します。流動資産とは、病院の主たる医業活動の循環の過程内にある項目、及び、決算日の翌日から起算して1年以内に現金化される項目をいい、固定資産とは、病院が医業活動を遂行するために1年を超えて利用する資産、及び、決算日の翌日から起算して1年を超えて現金化される項目をいいます。
　負債の部についても、資産と同様に流動負債と固定負債に分けて記載し

図9 貸借対照表の構造

貸借対照表

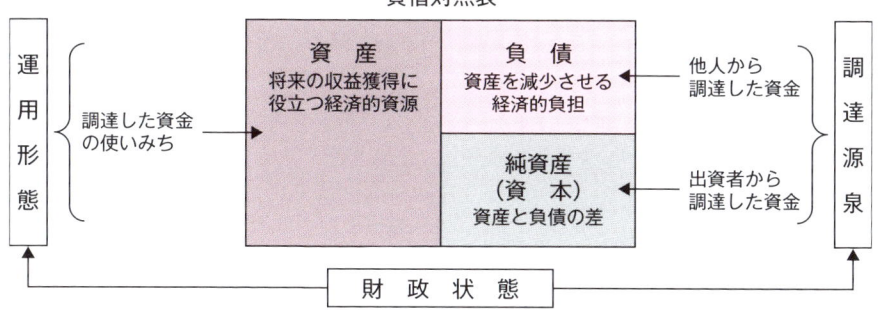

| 運用形態 { 調達した資金の使いみち | 資産
将来の収益獲得に役立つ経済的資源 | 負債
資産を減少させる経済的負担 | ← 他人から調達した資金 | } 調達源泉 |
| | | 純資産
（資本）
資産と負債の差 | ← 出資者から調達した資金 | |

財 政 状 態

　ます。流動負債とは、病院の主たる医業活動の循環の過程内にある項目、及び、決算日の翌日から起算して1年以内に費用化される、または資産を減少させる項目をいい、固定負債とは、病院が医業活動を遂行するために1年を超えて利用する資産及び、決算日の翌日から起算して1年を超えて費用化される、または資産を減少させる項目をいいます。

　純資産の部は、資本金と剰余金に分けられ、剰余金はさらに資本剰余金と利益剰余金に分けられます（詳しくは「**19.貸借対照表の主な項目（5）総資産**」の項で説明します）。

　なお、貸借対照表のイメージは**図10**のようになります。

図10　貸借対照表のイメージ

貸借対照表
(平成×年×月×日現在)　　　　　　　　　(単位：円)

科目	金額	科目	金額
(資産の部)		(負債の部)	
Ⅰ流動資産		Ⅰ流動負債	
現金及び預金	××	支払手形	××
医業未収金	××	買掛金	××
有価証券	××	短期借入金	××
医薬品	××	預り金	××
診療材料	××	賞与引当金	××
短期貸付金	××	流動負債合計	××
流動資産合計	××		
		Ⅱ固定負債	
Ⅱ固定資産		長期借入金	××
1 有形固定資産		退職給付引当金	××
建物	××	固定負債合計	××
医療用器械備品	××	負債合計	××
土地	××		
減価償却累計額	△××	(純資産の部)	
有形固定資産合計	××	Ⅰ資本金	
		資本金	××
2 無形固定資産		資本金合計	××
借地権	××	Ⅱ資本剰余金	
ソフトウェア	××	資本剰余金	××
無形固定資産合計	××	資本剰余金合計	××
		Ⅲ利益剰余金	
3 投資その他の資産		積立金	××
長期貸付金	××	当期末処分利益	××
投資その他の資産合計	××	(うち、当期純利益又は当期純損失)	(××)
		利益剰余金合計	××
固定資産合計	××	純資産合計	××
資産合計	××	負債純資産合計	××

7. 代表的な財務諸表の種類（2）損益計算書

（1）損益計算書の目的

損益計算書は、会計期間（通常1年間）における病院の経営成績をあらわすことを目的としています。

（2）損益計算書の特徴

損益計算書は、原則として「収益」と「費用」から構成されています。

収益とは、病院の場合、医業活動を行うこと等によって病院が得る成果であり、費用とは、収益を得るために費やした対価（努力）です（図11参照）。

図11 損益計算書の構造

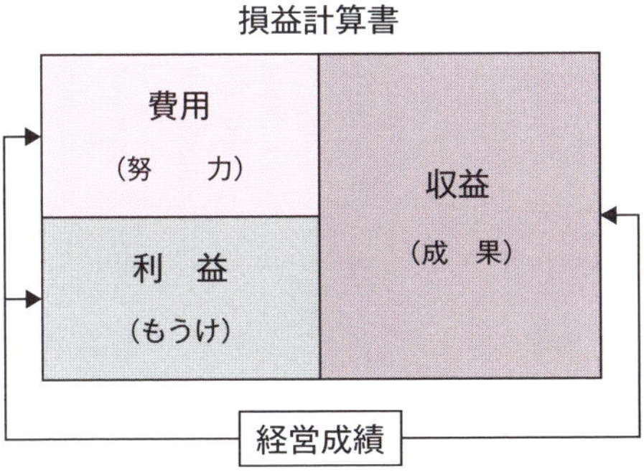

（3）段階利益の意味

損益計算書は、利益が病院のどういった活動から発生したかを明らかにするために、収益と費用を病院の活動に関連付けて表示しています。

まず、病院の本業である医業活動から発生した利益として医業利益があります。これは医業収益から医業費用を差し引くことによって算出されま

す。医業収益は、入院診療収益、外来診療収益等から構成され、医業費用は、給与費や材料費、委託費、経費等から構成されます。

　本業で稼げる利益として、経営者が最も注目するのがこの医業利益です。

　次に、医業利益に医業外収益を加え、医業外費用を差し引くことにより、経常利益が算出されます。病院は、預金をすることにより利息収入を得たり、事業のための資金調達により利息を支払ったり等、本業に付随するものの本業そのものではない業務を行っています。これらの医業活動以外の活動によって生じた収益や費用は、それぞれ医業外収益と医業外費用となり、医業利益に加減されることで経常利益が算出されます。

　経常利益は、病院の本業の力に加え、病院の資金力など本業以外の業務を含めた総合力をあらわす利益といえます。

　次に、経常利益に臨時収益を加え、臨時費用を差し引くことにより、税引前当期純利益が算出されます。病院の通常の業務に加え、臨時的に発生した事象から生じる損益を反映させることにより、病院のすべての業務による利益が算出されます。具体的には、固定資産の除売却損益や災害の発生に伴う損失等、あくまで臨時で特殊な要因によって発生するものが臨時収益または臨時費用として計上されます。

　最後に、税引前当期純利益から法人税、住民税及び事業税負担額を差し引くことにより、当期純利益が算出されます。ここで計算された当期純利益が、病院の最終利益となります。

　損益計算書のイメージは図12のとおりとなります。

図12 損益計算書のイメージ

損益計算書
(自:平成×年×月×日 至:平成×年×月×日) (単位:円)

科目	金額	
Ⅰ 医業収益		
入院診療収益	×××	
外来診療収益	×××	
保健予防活動収益	×××	
その他の医業収益	×××	×××
Ⅱ 医業費用		
給与費	×××	
材料費	×××	
委託費	×××	
経費	×××	×××
医業利益		×××
Ⅲ 医業外収益		
受取利息及び配当金	×××	
有価証券売却益	×××	
患者外給食収益	×××	×××
Ⅳ 医業外費用		
支払利息	×××	
患者外給食用材料費	×××	×××
経常利益		×××
Ⅴ 臨時収益		
固定資産売却益	×××	×××
Ⅵ 臨時費用		
固定資産除却損	×××	×××
税引前当期純利益		×××
法人税、住民税及び事業税負担額		×××
当期純利益		×××

8. 貸借対照表の主な項目（1）
流動資産①現金及び預金

（1）科目の説明

　現金及び預金とは支払手段としての現金及び預金を処理する科目です。現金及び預金には、**表4**や**表5**のように様々な科目があります。

表4　現金の種類

現金の種類	内容の説明
現金	現金及び小切手など、現金と同じ性質を有するもの
小口現金	日常の少額現金の支払に充てるために一定額を支払担当部署に前渡ししている資金
現金過不足	現金の実際有高と帳簿残高が不一致の場合に、その原因が判明するまでに使う仮勘定

表5　預金の種類

預金の種類	内容の説明
普通預金	通常の預金
当座預金	小切手を振り出すことができる、通常利息の付かない預金
通知預金	預金して7日間は引き出すことはできないが、それ以降は2日以上前に銀行に通知すれば引き出すことができる、普通預金より利率の高い預金
定期預金	一定期間引き出すことのできない、普通預金に比べて利率の高い預金
別段預金	未決済、未整理の一時的保管金など、その預金種類で取り扱うことが不適当なものを便宜上処理するための勘定

　特によく使用されるものとしては、現金、小口現金、現金過不足、普通預金があります。

現金及び預金は、そのまま支払手段として使えるという意味で最も流動性の高い資産であるため、流動資産に分類されます。ただし、満期まで1年超の長期の定期預金を保有している場合には、流動性が高いとはいえないため、固定資産に分類されます。

　病院では日々、窓口で診療代金を現金で受領するため（いわゆる「現金商売」のため）、その事業目的の遂行にあたって、比較的多額の現金や預金を保有しており、資金管理が重要となります。

　また現金及び預金は、通貨・預金という決済資金としての性質を有するため、医業未収金の回収、未払金の支払、諸経費の支払といった病院の日々の取引のなかで頻繁に変動し、他の勘定科目との関連性が強い重要な勘定科目であるといえます。

(2) 科目を見る際の着眼点

　現金及び預金は残高がたくさんある方が多くの財産を保有していることになり、資金繰りに余裕ができるため、優良（健全）といえます。

　ただし、現金及び預金の中には、満期まで自由に引き出すことのできない定期預金や、借入金等の担保となっているため自由に使うことのできない預金（「拘束預金」と呼ばれる）があります。

　また、米ドル・豪ドルなど外貨建ての預金のように、為替レートの変動により円で元本を受取る際に金額が変動してしまう預金も存在します。

　このため、現金及び預金がどのような内訳から構成されているかに注意して、中身を見てみるとよいでしょう。

　さらに資金繰りという観点からは、余裕資金を国債、株式、投資信託等の有価証券で運用している場合もありますので、その残高と合わせて実質資金残高を見てみるとよいでしょう。

9. 貸借対照表の主な項目（1）
流動資産②医業未収金

(1) 科目の説明

　医業未収金とは、診療代金等の医業収益に対する未回収の代金であり、将来現金が回収できる権利（債権）を意味する資産です。一般の事業会社で用いる「売掛金」に相当する勘定で、医業という営業取引から生じた未収額を、他の未収額と区別するために、医業未収金という独立した勘定科目を使います。具体的には、入院診療、入院にかかる差額ベッド料である室料差額、外来診療、診断書等の文書料などの未収額が医業未収金に該当します。

　医業未収金は通常、発生から2〜3カ月以内に回収されるため、流動資産に分類されます。ただし、医業未収金のうち、患者が自己破産して回収できない債権等や発生から一年を経過しても未だ回収されていないものは、回収の可能性が相当程度低い債権であると判断し、「破産更生債権等」として、通常債権とは区別した上で固定資産に計上します（図13参照）。

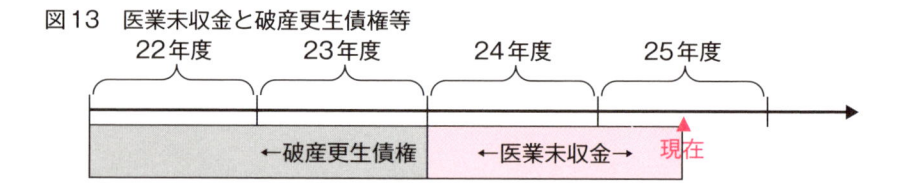

図13　医業未収金と破産更生債権等

22年度	23年度	24年度	25年度
←破産更生債権		←医業未収金→	現在

　医業未収金は債権の相手先という観点から見た場合、大きく分けて入院・外来患者本人に対するものと、国民健康保険団体連合会（いわゆる「国

保」)や社会保険診療報酬支払基金(いわゆる「社保」)等の保険者に対するものとがあります。

　前者の患者本人に対するものは通常、外来診療の場合は診療の都度、入院診療の場合は退院時または月1～2回の定期請求時に請求し、患者本人から回収します。従って請求時から回収時までの期間は比較的短期間となりますが、患者本人に支払い能力がない場合には、回収に長期間を要したり、時には回収不能となったりすることがあります。

　後者の保険者に対する診療報酬債権は、毎月の診療報酬額を翌月の10日までに算定して、まとめて保険者に請求することになります。請求した債権は返戻・査定等による減額分を除き、請求月の翌月(診療月末からみた場合は2カ月後)に病院の銀行口座に振り込まれます。なお、保険者に対する医業未収金は回収不能となるリスクはほとんどありません。

(2)科目を見る際の着眼点

　患者本人に対する医業未収金も、保険者に対する医業未収金も通常、診療時から比較的短期間(2～3カ月以内)に回収されます。従って通常の回収期間を経過して回収が遅れている債権(いわゆる「滞留債権」)の回収可能性の有無に注目して見るとよいでしょう。なお、滞留債権が多くなると、医業未収金が医業収益の規模に比べて多くなります。この場合、医業未収金の回転期間(医業未収金の残高を医業収益で除したもの)が長くなりますので、回転期間を見てみるとよいでしょう。

　また回収が困難な医業未収金に対して次項目で説明する貸倒引当金が適切に設定されているかにも注意を払って見るとよいでしょう。

10. 貸借対照表の主な項目（1）
　　流動資産③貸倒引当金

（1）科目の説明

　前項で医業未収金は「将来現金が回収できる権利を意味する資産」と説明しましたが、計上した額の全額が回収できるとは限りません。この場合、回収できる可能性が低いにも関わらず、「将来現金が回収できる権利」として資産計上したままでよいのか、という問題が出てきます。

　そこで、期末時点で計上されている医業未収金のうち、次年度以降も回収できない（＝貸し倒れる）ことが予想される金額を見積り、その額を医業未収金計上額から差し引きます。この回収不能額として見積った金額は、医業未収金の額から直接減額させるのではなく、「貸倒引当金」という勘定を使って間接的に減額させます。なお、医業未収金について記載してきましたが、貸付金等の他の債権についても同様に回収不能額を見積もった上で貸倒引当金を計上します（図14参照）。

図14　医業未収金と貸倒引当金

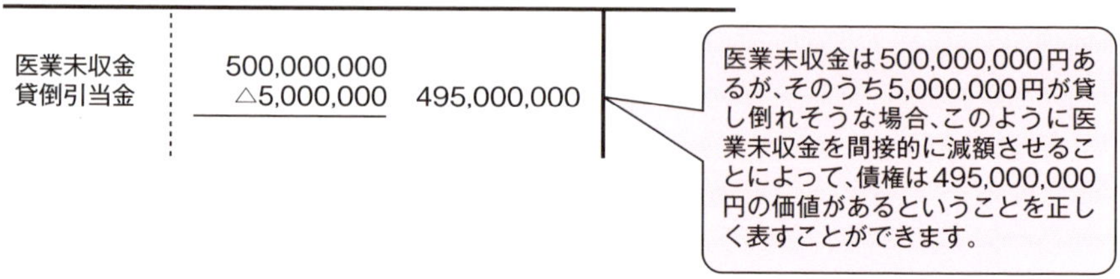

医業未収金	500,000,000	
貸倒引当金	△5,000,000	495,000,000

医業未収金は500,000,000円あるが、そのうち5,000,000円が貸し倒れそうな場合、このように医業未収金を間接的に減額させることによって、債権は495,000,000円の価値があるということを正しく表すことができます。

　貸倒引当金の計上にあたっては、債権の延滞状況と患者等の債権者の支払能力に応じて債権を以下の3つのカテゴリーに分類して、それぞれに対して回収可能性を判断し、貸倒引当金を計上することになります。なお、保険者への請求債権は通常、回収不能となるリスクが極めて低いため、貸

倒引当金の計上対象とはしません。

① 一般債権

　一般債権とは、「経営状態に重大な問題が生じていない債務者に対する債権」のことをいいます。回収遅延が生じていない入院・外来患者に対する医業未収金等の一般債権に対しては、過年度の貸倒実績率（期末残高に対する次年度以降に実際に貸倒となった債権の割合）に基づいて貸倒引当金を計上します。

② 貸倒懸念債権

　貸倒懸念債権とは「経営破綻の状況には至ってないが、債務の弁済に重大な問題が生じているか又は生じる可能性が高い債務者に対する債権」をいいます。請求時より相当期間経過し、督促しても入金がなく、回収に懸念が生じている医業未収金（債務者が破産等をしている場合を除く）をいいます。このような債権に対しては、債権発生時からの経過期間に応じて、一定の繰入率（例えば経過年数に応じて30％、50％、80％等）を決めて引当計上することが考えられます。

③ 破産更生債権等

　破産更生債権等とは「経営破綻又は実質的に経営破綻に陥っている債務者に対する債権」をいいます。病院の医業未収金では、債務者の破産、行方不明、海外失踪等で回収不能となっている債権が該当します。このような場合、ほとんど担保になるものはなく、全額が回収不能となる可能性が高いため、当該債権について全額（100％）貸倒引当金を計上します。

（2）科目を見る際の着眼点

　設定対象となる債権残高に対して、どの程度の貸倒引当金が計上されているか（引当金設定率）に着目して見るとよいでしょう。債権管理状況が悪く、回収不能な債権が多い場合、引当金設定率は高くなります。

11. 貸借対照表の主な項目（1）
流動資産④棚卸資産

（1）科目の説明

　棚卸資産とは、一般に「在庫」という言葉でイメージされるもので、事業目的を達成するために所有し、比較的短期間に消費される資産をいいます。棚卸資産は**表6**のように分類されます。

表6　棚卸資産の種類

棚卸資産の種類	内容の説明
医薬品	投薬用薬品、注射用薬品（血液、プラズマを含む）、外用薬、検査試薬、造影剤などの薬品のたな卸高
診療材料	カテーテル、縫合糸、酸素、ギブス粉、レントゲンフィルムなどの診療材料のたな卸高
給食用材料	患者給食や従業員等患者以外に提供した食事に対する材料のたな卸高
貯蔵品	医療用消耗器具備品（診療、検査、看護、給食などの医療用器械、器具及び放射性同位元素のうち、固定資産の計上基準額に満たないもの、または1年内に消費するもの）、その他の消耗品（カルテ、検査伝票、会計伝票などの医療用・事務用の用紙、帳簿、電球、洗剤など1年内に消費するもの）及び消耗器具備品（事務用その他の器械、器具のうち、固定資産の計上基準額に満たないもの、または1年内に消費するもの）のたな卸高

　棚卸資産は購入時に一旦、「資産」として計上し、使用のために払出（消費）された時点で費用（材料費）として計上するのが本来の処理です（継続記録法）。なお、継続記録法による場合でも、記録ミスなどにより棚卸資産の現物の受払が適切に帳簿に反映されず、帳簿残高と実際残高との間に差が

生じます。このため、期末時点で実地棚卸（現物数量を確認するために数え直すこと）を行い、両者の差額を棚卸過不足として処理し、帳簿残高を実際残高に修正する必要があります。

　しかしながら棚卸資産の受払を継続して帳簿に記録することは煩雑なため、棚卸資産の購入時に即消費したとみなして購入額を材料費として処理し、期末時点において未使用で残っている資産を実地棚卸のうえ、材料費から棚卸資産に振替える処理をよく見ます（棚卸法）。この場合、医薬品費及び診療材料費等に計上されている額は購入額であり、消費額ではありません。損益計算書で購入額ではなく、消費額を正しく表すためには、前月末（または前期末）の棚卸資産と、当月末（または当期末）の棚卸資産の金額を図15のように調整することが必要になります。

図15　医薬品費勘定

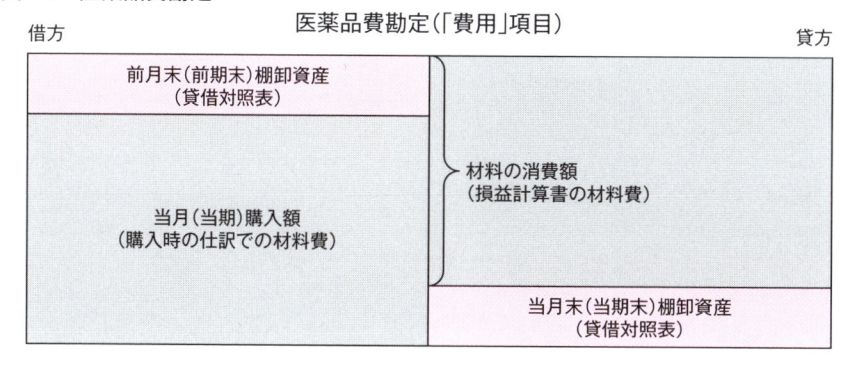

借方	医薬品費勘定（「費用」項目）	貸方
前月末（前期末）棚卸資産（貸借対照表）	材料の消費額（損益計算書の材料費）	
当月（当期）購入額（購入時の仕訳での材料費）	当月末（当期末）棚卸資産（貸借対照表）	

　また、近年、診療材料などの購買方法に預託在庫方式のSPD（Supply Processing and Distribution）を採用する病院が増えてきました。これは病院で診療材料などを消費した時点で購入を発生させる取引です。この方法によれば、未使用の診療材料等は病院のものではなく、SPD業者のものであり、病院の在庫リスクはなくなります。しかしながら、このSPD

を採用するにはある程度の固定費負担が契約上謳われる例が多く、また、架空仕入れがないように患者への投与による消費量と購入量の付き合わせが必須となります。

(2) 科目を見る際の着眼点

　効率的な棚卸資産の利用という観点からは、棚卸資産 (在庫) は少ない方が望ましいと言えます。また医薬品等には使用期限があるため、期限切れで使用できないものや、通常の使用量に比べて在庫量が多く、使用期限までに使用しきれない在庫 (過剰在庫という) が期末残高に含まれている場合があります。従って期末の棚卸資産の明細等で期限切れ品や過剰在庫といった使用可能性が低いものが在庫に含まれていないかに注意を払うとよいでしょう。

12. 貸借対照表の主な項目（1）
流動資産⑤その他の資産（投資含む）

(1) 科目の説明

流動資産の「その他」の項目としては表7のようなものがあります。

表7　その他の流動資産の種類

勘定科目	科目の内容の説明
未収金	医業収益以外の収益に対する未収入金
有価証券	国債、地方債、株式、社債、証券投資信託の受益証券などのうち、時価の変動により利益を得ることを目的とする売買目的有価証券
前渡金	諸材料、燃料の購入代金の前渡額、修繕代金の前渡額、その他これに類する前渡額
前払費用	火災保険、賃借料、支払利息など時の経過に依存する継続的な役務の享受取引に対する前払分のうち未経過分の金額（ただし、1年を超えて費用化するものは除く）
未収収益	受取利息、賃借料など時の経過に依存する継続的な役務提供引において既に役務の提供は行ったが、会計期末までに法的にその対価の支払請求を行えない分の金額
短期貸付金	金銭消費貸借契約等に基づく貸付金のうち、当初の契約において1年以内に受取期限が到来するもの
その他の流動資産	立替金、仮払金など前掲の科目に属さない債権等であって、1年以内に回収可能なもの

また固定資産の「その他」の項目としては表8のようなものがあります。

表8 その他の固定資産の種類

勘定科目	科目の内容の説明
投資有価証券	国債、地方債、株式、社債、証券投資信託の受益証券などのうち、満期保有目的の債券（償還期限まで保有する債券）または、その他有価証券（長期的な時価の変動により利益を得ることを目的として保有する有価証券や政策的な目的から保有する有価証券）
長期貸付金	金銭消費貸借契約等に基づく貸付金のうち、当初の契約において1年を超えて受取期限が到来するもの
役員従業員長期貸付金	役員、従業員に対する貸付金のうち、当初の契約において1年を超えて受取期限が到来するもの
長期前払費用	時の経過に依存する継続的な役務の享受取引に対する前払分で1年を超えて費用化される未経過分の金額
その他の固定資産	出資金、差入保証金など前掲の科目に属さないもの

以下では主なものの内容を説明します。

①（投資）有価証券

病院では一時的に余ったお金を運用する目的（余資運用目的）で国債等の有価証券を保有したり、円滑な取引を継続する目的（政策目的）で取引金融機関や取引業者の株式等の有価証券を保有したりする場合があります。有価証券は購入時に取得価額で貸借対照表に計上し、株式等のように、期末時点での時価を株価などにより容易に把握できる有価証券については決算時に時価へ評価替えします（なお、取得価額のまま計上しているケースもよくあります）。

②貸付金

病院では関連するメディカルサービス法人等へ資金を貸付けたり、職員確保策として看護学校等の生徒へ奨学貸付けを行ったりする場合があります。これに対して、役員や従業員へ住宅取得資金や教育資金等を貸付ける場合がありますが、この場合は役員従業員貸付金という勘定科目を用いて

通常の貸付金と区別する場合が多いです。

③（長期）前払費用

　病院で火災保険等の損害保険料をまとめて前払いした際に、支払った保険料のうち、保険期間が未経過の部分に対応する金額を前払費用に計上します。なお、保険期間が期末時点から見て1年を超える期間に対応する部分は長期前払費用に計上します。

（2）科目を見る際の着眼点

　有価証券は取得価額と時価が乖離する場合が多く、また証券投資信託など購入時の元本が保証されていない金融商品があります。このため有価証券の明細を入手し、期末時点の時価ベースの財政状態を把握することが重要となります。

　貸付金の中には相手先の財産状況により、返済が不可能または困難と思われるものが入っている可能性があります。また奨学貸付金のように学校卒業後、一定期間病院で働くことを条件に返済を免除するものがあります。従って貸付明細を入手し、回収可能性を検討することが重要となります。

13. 貸借対照表の主な項目（2）
固定資産①有形・無形固定資産

(1) 科目の説明

　有形・無形固定資産とは、①1年を超えて使用または利用される目的で取得した資産のうち、②取得価額が一定金額（例えば20万円）以上のものをいいます。

　①または②に該当しないものは、有形・無形固定資産としては計上せず、取得時に費用として処理します（例えば医療消耗器具備品費、消耗器具備品費等）。

　有形固定資産とは、建物など目に見える形のある固定資産をいい、無形固定資産とは、ソフトウェアなど目に見える形のない固定資産をいいます。

　なお、有形・無形固定資産には表9のとおり様々なものがあります。

　有形・無形固定資産は1年を超える長い期間にわたって使用する資産です。取得時に一旦、取得価額で貸借対照表に計上し、土地や借地権等、時の経過により価値が下がらない資産（「非償却資産」という）を除き、使用可能年数（「耐用年数」という）にわたって、減価償却という方法により取得価額を費用として損益計算書に計上していきます（このような資産を「償却資産」という。なお「減価償却」に関しては、「**25．損益計算書の主な項目（2）医業費用③設備関係費**」の項を参照）。

　また、ファイナンス・リースにより使用している固定資産は、実質的に資産を割賦購入したのと経済的実態が異ならないため、金額的に重要なものは毎年度の支払リース料を損益計算書上、費用として処理するのではな

く、一旦、固定資産として計上（この際に相手科目として長期未払金を負債に計上）した上で、減価償却を通じて費用処理する必要があります。

なお、この場合、月々支払うリース料は長期未払金の支払（負債の減少）として処理されます。

表9 有形・無形固定資産の種類

区分	勘定科目	説明
有形固定資産	建物	（ア）診療棟、病棟、管理棟、職員宿舎など病院に属する建物 （イ）電気、空調、冷暖房、昇降機、給排水など建物に附属する設備
	構築物	貯水池、門、塀、舗装道路、緑化施設など建物以外の工作物及び土木設備であって土地に定着したもの
	医療用器械備品	治療、検査、看護など医療用の器械、器具、備品など（ファイナンス・リース契約によるものを含む）
	その他器械備品	その他前掲に属さない器械、器具、備品など（ファイナンス・リース契約によるものを含む）
	車両及び船舶	救急車、レントゲン車、その他の自動車、船舶など（ファイナンス・リース契約によるものを含む）
	放射性同位元素	診療用の放射性同位元素
	土地	病院事業活動のために使用している土地
	建設仮勘定	有形固定資産の建設、拡張、改造などの工事が完了し稼動するまでに発生する請負前渡金、建設用材料部品の買入代金など
	その他の有形固定資産	立木竹など前掲の科目に属さないもの。
無形固定資産	借地権	建物の所有を目的とする地上権及び賃借権などの借地法上の借地権で対価をもって取得したもの
	ソフトウェア	コンピュータソフトウェアに係る費用で、外部から購入した場合の取得に要した費用ないしは制作費用のうち研究開発費に該当しないもの
	その他の無形固定資産	電話加入権、給湯権、特許権など前掲の科目に属さないもの。

（2）科目を見る際の着眼点

　病院は診療するために多額の固定資産を保有しています。固定資産の取得資金は手元資金がない場合、通常、銀行借入に頼るか、リースにより調達する場合が多く見られます。病院の倒産原因の一つに「過大投資」というものがありますので、減価償却費計上後で十分な利益をあげているか（この場合は、減価償却費以上の事業キャッシュ・フローを獲得していることになる）、固定資産の通常の維持更新（設備投資）が減価償却費の範囲内か等に留意して見るとよいでしょう。

　また、土地、建物等は取得後の不動産市況により、取得価額と時価が乖離するリスクがあります。病院の新築移転等にあたっては旧病院の売却資金が新病院の取得資金の一部を構成しますので、土地、建物の時価を把握することが重要となります。また、銀行借入等を行う際に、土地、建物を担保に入れる場合も多くあります。この場合、時価の変動により借入余力が変化しますので、この点からも時価を把握することは重要となります。

　固定資産は、時の経過や使用により、壊れて使用できなくなったり、あるいは盗難、紛失や廃棄時に固定資産の除却処理を忘れたりして、使用できない固定資産や現物が存在しない固定資産が資産として貸借対照表に計上されたままになることがあります（定期的に固定資産の現物確認を行うことで、このような状況を防止します）。このような不良資産が計上されたままになっていないかに注意して見るとよいでしょう。

14. 貸借対照表の主な項目（3）
流動負債①買掛金・未払金・未払費用

（1）科目の説明

①買掛金、未払金

　買掛金・未払金とは、物品の購入やサービス（役務）の提供を受けた結果、仕入先等に対して確定した支払債務（義務）をいいます。

　買掛金・未払金ともに、通常の医業活動の過程の中で生じるため「流動負債」に区分されます。

　買掛金と未払金（及び未払費用）の区別は表10のとおりです。

表10　買掛金、未払金、未払費用

勘定科目	科目の内容の説明
買掛金	医薬品、診療材料、給食用材料など、たな卸資産に対する未払債務
未払金	器械、備品などの償却資産及び医業費用等に対する未払債務
未払費用	賃金、支払利息、賃借料など時の経過に依存する継続的な役務給付取引において、既に役務の給付は受けたが、会計期末までに法的にその対価の支払債務が確定していない分の金額

　医薬品・診療材料・給食用材料等の棚卸資産の購入により生じた未払債務については買掛金で処理し、それ以外の取引（固定資産の購入やサービスの受領等）から生じた未払債務については未払金で処理します。

②未払費用

　未払費用とは継続的な役務給付取引において、既に役務の給付は受けたが、期末までに対価の支払い債務が確定していないものをいいます。

未払費用には、給与締日（例えば毎月20日）の翌日から期末日（例えば31日）までの経過期間（11日分）に対応する未払の給与や、最終利払日（例えば20日）の翌日から期末日（例えば31日）までの経過期間（11日分）に対応する未払の利息等を計上します。いずれも将来、債務が確定した段階で支払う必要があるため、「負債」項目になります。

　なお、実務においては、買掛金と未払金とを区分せずに、全て未払金で処理したり、未払金と未払費用とを厳密に区分せず、固定資産等の購入に対する未払債務を未払金とし、医業費用が発生する場合の未払債務を未払費用として処理したりする場合もありますので、注意が必要です。

（2）科目を見る際の着眼点

　買掛金、未払金等の仕入債務は購入時から支払時までの期間（支払いサイトという）が長いほど、資金繰りの観点からは楽になり、望ましいといえます。仕入債務は通常、購入または役務提供を受けた月の月末に請求を受け、その翌月に支払うケースが多いようです。一方、保険診療に係る保険者からの診療報酬債権（医業未収金）は診療月の翌々月に入金となるため、仕入債務の支払いサイトより1カ月長くなっており、このサイトの相違のため支払資金（運転資金）を先に用意しておく必要があります。

　また、買掛金・未払金等の仕入債務を二重計上したり、納品書等に基づき仕入債務を計上したものの仕入先から請求書が来なかったりして、仕入債務が長期間、支払われることなく残高として残っている場合があります。従って残高明細を入手し、長期間未払いのまま滞留しているものがないかを見てみるとよいでしょう。

　更に通常、継続的に毎月取引のある仕入先が多いですので、仕入先ごとの残高明細を見ることで、どのような医業費用が毎月どの程度発生しているのかを見ることもできます。

15. 貸借対照表の主な項目（3）
　　流動負債②借入金

(1) 科目の説明

　借入金は、法人運営や設備投資等のために、金融機関等から資金調達したものであり、将来返済する義務を負うため、負債として貸借対照表に計上するものです。

　当初の契約において1年以内に返済期限が到来するものを短期借入金として流動負債に、1年を超えて返済期限が到来するものを長期借入金として固定負債に計上します。なお、長期借入金のうち、期末日の翌日から起算して1年以内に返済期限が到来する部分は「1年以内返済予定長期借入金」として流動負債に計上します（図16参照）。

図16　長短借入金の区分

短期借入金		流動負債
長期借入金	1年内返済予定長期借入金	
	長期借入金	固定負債

　なお、一般的に借入をした場合には利息が発生しますが、経過期間分の利息をまだ支払っていない場合は未払利息（未払費用）を、未経過期間分の利息を先に支払っている場合には前払利息（前払費用）を計上します。

（2）科目を見る際の着眼点

　病院は株式を発行することができないため、資金調達手段は借入金等に限定されています。借入金を約定どおりに返済できない場合、病院は倒産することになりますので、借入金の返済能力に着目する必要があります。

　十分な手元資金（例えば現金及び預金）や容易に換金可能な資産（例えば国債や上場株式等の有価証券）がない場合、借入金の返済原資となるのは事業活動を行った結果手元に残る資金（すなわち、将来の「事業キャッシュ・フロー」）になります。

　従って借入金残高に対して、余資としての手元資金や換金可能な資産がどの程度あるのか、また、借入金残高が年間の利益や事業キャッシュ・フロー（簡易なものとして当期純利益に減価償却費等の非資金費用を加えたもの）の何倍程度あるのかに着目して見るとよいでしょう。

　また、病院の場合、建物の老朽化に伴い、建替え等の大規模な設備投資を定期的に行う必要があります。建替え時に必要な資金は主として借入金で賄いますので、次回の建替え予定時期に向けて借入金残高が適正な規模になっているか（例えば建替え時期が近いのに多額の借入金が残っていないか等）にも着目して見るとよいでしょう。

　さらに、借入時に金融機関から提示される借入利率は、病院の信用状況に応じて変動します（信用が低い場合、高めの利率が提示されます）。損益計算書の支払利息を借入金の平均残高で割り戻すことにより、資金調達の巧拙や金融機関の融資姿勢をうかがい知ることができます。

16. 貸借対照表の主な項目（3）
流動負債③賞与引当金

（1）科目の説明

　賞与とは毎月の給料とは別に支払われる特別な給与のことです。賞与は一般的に夏と冬の年2回支払われます。

　賞与に関しても通常の給料と同様、職員の勤務に対して支払われるため、支給時に一時に費用計上するのではなく、その支給対象期間に応じて費用計上を行います。

　例えば3月決算の法人で、夏季賞与が12月～5月の勤務に対して6月に支払われる場合、賞与の支払い自体は6月に行われますが、支給対象期間である12月～3月も職員は勤務しているため、その4カ月分の費用を決算時までに既に発生していると考え、費用（＝賞与引当金繰入額）として計上します。このとき相手勘定として負債に計上されるのが賞与引当金です（図17参照）。

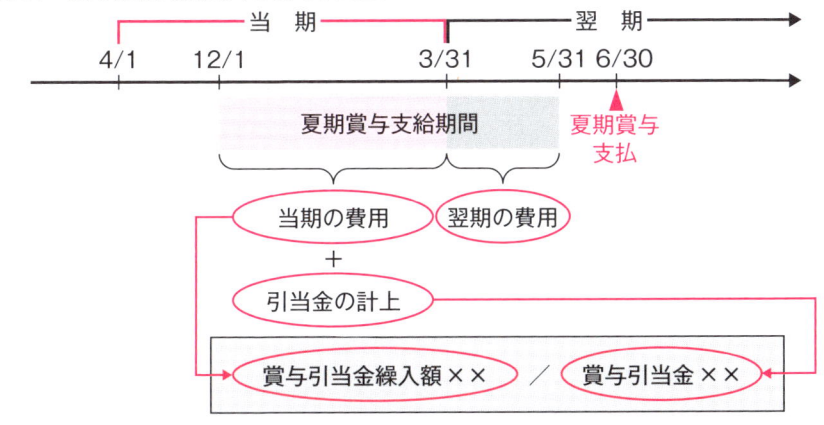

図17　賞与支給対象期間と賞与引当金

つまり、賞与引当金とは、将来職員に支払われる賞与の総支給額のうち、決算時までに発生していると考える分を費用として計上するために設定される科目となります。

　賞与引当金を設定することで、翌期に支払われる賞与を当期に負担すべき金額と翌期に負担すべき金額とに区別し、当期に負担すべき金額を正しく費用及び負債として計上することができます。上記の例を用いると、仮に12月～5月の夏季賞与の総支給額が60万円の場合、3月の決算時に12月～3月の4カ月分に当たる40万円が費用（＝賞与引当金繰入額）及び負債（＝賞与引当金）として計上されることになります。

　また、賞与引当金は、あくまで当期に発生したと考える費用を計上するために設定される科目ですので、翌期の賞与支払時に取り崩されます。そのため、1年以内に現金が流出する負債として、流動負債に区分されます。

　一方、6月の賞与支給時には賞与引当金40万円を取り崩すことで、賞与支給総額の60万円のうち、賞与を支給した期に計上される費用は4月～5月の2カ月分に当たる20万円となります。

　以上のように、賞与引当金を用いることで、適切な期間に費用を計上することができます。

（2）科目を見る際の着眼点

　実務上は賞与引当金を計上せず、賞与支給時に全額、費用計上する場合も多く見られます。従って賞与引当金が負債として計上されているか否かに着目して見て下さい。

　また、損益計算書上、賞与や賞与引当金繰入額が計上されている場合、職員数で割り返すことにより職員1人当たりの年間賞与額を推定することができますので、その観点で見てみるとよいでしょう。

17. 貸借対照表の主な項目（3）
流動負債④その他の負債（固定含む）

(1) 科目の説明

流動負債の「その他」には**表11**のようなものがあります。

表11　その他の流動負債の種類

勘定科目	科目の内容の説明
未払費用	賃金、支払利息、賃借料など時の経過に依存する継続的な役務給付取引において、既に役務の給付は受けたが、会計期末までに法的にその対価の支払債務が確定していない分の金額
前受金	医業収益の前受額、その他これに類する前受額
預り金	入院預り金など従業員以外の者からの一時的な預り金
従業員預り金	源泉徴収税額及び社会保険料などの徴収額等、従業員に関する一時的な預り金
前受収益	受取利息、賃貸料など時の経過に依存する継続的な役務提供取引に対する前受分のうち、未経過分の金額
その他の流動負債	仮受金など上記の科目に属さない債務等であって、1年以内に期限が到来するもの

また固定負債の「その他」には**表12**のようなものがあります。

表12　その他の固定負債の種類

勘定科目	科目の内容の説明
長期未払金	器械、備品など償却資産に対する未払債務（リース契約による債務を含む）のうち支払期間が1年を超えるもの
その他の固定負債	上記の科目に属さない債務等であって、期間が1年を超えるもの

以下では上記のうち、主なものの内容について説明します。
①未払費用
「14．貸借対照表の主な項目（3）流動負債①買掛金・未払金・未払費用」の項を参照して下さい。

②預り金
預り金には、従業員預り金や診療預り金などがあります。いずれも病院が一時的に職員または患者から預かるお金を意味しており、病院としては返還の義務があるため、負債項目になります。

従業員預り金とは、病院が職員の代わりに所得税、住民税や社会保険料等を支払うために給与から天引きというかたちで預かったお金のことをいいます。

診療預り金とは、夜間や休日に診療を受けた患者から診療代金の一部として預かるお金をいいます。診療預り金は、後日診療代金が確定したときに精算され、患者に返還されることになります。

③前受金
前受金とは、商品やサービスを販売する前に受取った販売代金の一部です。例えば看護学校等から実習生を受け入れる前に実習代をもらったり、製薬会社等から新薬の治験を受託する際に治験完了前に治験代金をもらったりします。入金した段階ではサービス（役務の提供）が完了していないので一旦、前受金に計上し、実習や治験が終了した段階で収益に振替えます。

前受金は将来、受取った代金に対応するサービス（義務）を履行しなければならないため、負債項目になります。

（2）科目を見る際の着眼点
預り金、前受金のいずれも、長期間残高として残ることは稀ですので、残高明細を入手し、滞留しているものがないかを見てみるとよいでしょう。

18. 貸借対照表の主な項目（4）
固定負債①退職給付引当金

(1) 科目の説明

　退職給付とは、退職したときに支払われる退職一時金と、退職後将来に渡って支払われる退職年金のことをいいます。

　いずれも実際の支払いは退職後ですので、毎決算時には現金の流出は生じません。しかし、退職給付は従業員が提供した労働の対価としての性質を持ち、従業員の勤務に応じて年々発生するものと考えられます（一種の給与の後払い）。つまり、退職給付は従業員の退職時に一時に発生するものではなく、日々の勤務を通じて発生するものと考えます。

　退職給付が従業員の勤務に応じて発生するものと考えるのであれば、当期の従業員の勤務に対して発生したと考えられる費用（＝退職給付費用）は当期の損益計算書に計上すべきです。また、当期末時点までに発生していると認められる退職給付債務を貸借対照表に負債計上すべきであり、これが退職給付引当金です（図18参照）。

　つまり、退職給付引当金とは、将来の従業員への退職一時金及び退職年金の支払いに備えるために、当期末までに発生した退職給付の金額を負債として計上するために設定される科目となります。退職給付は職員の退職後（通常1年を超える時点）に支払われるため、固定負債に区分されます。

　なお、年金資産や未認識債務がある場合、退職給付引当金は退職給付債務から年金資産と未認識債務を差し引いて算定します（図19参照）。

図18　退職給付のイメージ

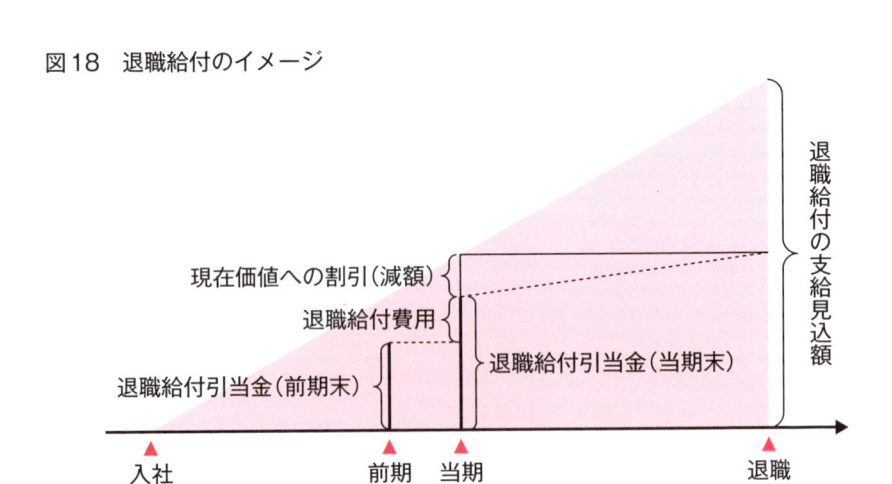

（図：入社から退職までの三角形で、退職給付の支給見込額を示す。現在価値への割引（減額）、退職給付費用、退職給付引当金（前期末）、退職給付引当金（当期末）の各要素が、前期・当期の時点で示されている）

図19　退職給付引当金と退職給付債務との関係

年金資産	退職給付債務
⇒厚生年金基金等の外部積立資産 ・株式等運用資産の運用利回りにより大きく変動 ・予定と実績との差が数理計算上の差異となる	⇒①原則法：年金数理計算を用いて算定 　・職員数300名以上の場合 　・計算には一定の仮定をおく（退職率、昇給率、割引率等） 　・仮定と実績との差が数理計算上の差異となる ②簡便法：期末自己都合要支給額を退職給付債務と見なす 　・実績で算定（数理計算上の差異は発生しない）
未認識債務 ＝未認識数理計算上の差異 　　　　＋ 　未認識過去勤務債務 ・退職金規程の改訂等に起因して発生した退職給付債務の増減部分が過去勤務債務となる。	
退職給付引当金 ＝退職給付債務－年金資産－未認識債務	

　退職給付債務は原則的には年金数理計算（退職率、昇給率、割引率等、複雑な仮定をおいて行う計算）に基づき計算しますが、職員数が300名未満等、小規模の法人の場合は簡便的に期末自己都合要支給額（期末時点で全職員が自己都合で退職したと仮定した場合に支払いを要する金額）を退

職給付債務とみなして計算することができます。また、年金数理計算は複雑で法人内で計算できない場合が多い(通常、生命保険会社や信託銀行等、年金数理人のいる外部の第三者に計算を委託するケースが多い)ため、実務では職員数が300人以上の法人でも簡便法を利用しているケースが多く見られます。

(2) 科目を見る際の着眼点

　実務上、退職給付引当金を計上していない場合や、利益に余裕がある年度のみ計上している(この結果、必要額の100％が引き当てられていない)場合がありますので、引当金残高を職員数で除して1人当たりの引当額を算定し、必要額が引き当てられているかを見てみるとよいでしょう。

19. 貸借対照表の主な項目（5） 純資産

(1) 科目の説明

　純資産は、貸借対照表の資産と負債の差額の部分で、資本金と剰余金から構成されています。さらに剰余金は、資本剰余金と利益剰余金に区分されます。

　一昔前は「純資産」ではなく「資本」と呼ばれていましたが、資産と負債を重視する現在では、両者の差額という意味で「純資産」と呼ばれるようになりました（図20参照）。

図20　純資産の貸借対照表における位置づけ

貸借対照表

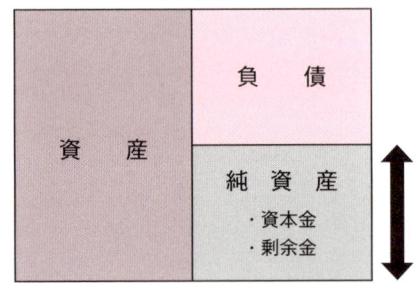

| 資産 | 負債 |
| | 純資産
・資本金
・剰余金 |

・一昔前は「資本」と呼ばれていた。
・現在では資産と負債を積極的に定義し、純資産は両者の差額として定義されている。
・剰余金は発生原因により、資本剰余金と利益剰余金とに区分される。

①資本金

　資本金とは、法人に対する出資を財源とする払込資本のことです。出資の形態には、現金の払込みによる金銭出資と金銭以外の財産（棚卸資産や固定資産など）の払込みによる現物出資とがあります。いずれも払込資本であることに変わりはなく、法人の財産的基礎を形成します。

②剰余金

　剰余金とは、法人の業務(取引)に関連して発生したもので、資本剰余金と利益剰余金があります。このうち、資本剰余金は、資本取引から生じた剰余金です。資本取引とは、例えば追加で現金出資する等、資本そのものを増減又は移転させる取引のことです。一方、利益剰余金は、損益取引から生じた剰余金です。損益取引とは、例えば当期純利益の計上等、資本を運用した結果として、資産・負債を増減させ、利益を発生させる取引です。

(2) 科目を見る際の着眼点

　医療法人は獲得した利益を配当として出資者に分配することができません。このため医療法人への金銭出資は通常少額になっています(いわゆる過小資本)。一方、医療法人を設立する際に土地・建物等の資産を現物出資するケースでは、出資額は多額になります。このように、出資額の多寡を見ることで法人の設立の経緯をうかがい知ることができます。

　また利益剰余金は、病院開設以来獲得してきた利益の蓄積(累積額)です。過去に経営状況が良かった病院は多額の利益剰余金が存在しますし、良くなかった病院は利益剰余金がマイナスとなっている場合もあります。つまり、利益剰余金を見ることにより、損益計算書で見ることができる当年度の経営成績とは別に、過去の経営状況を推測することができます。

20. 貸借対照表の見方（1）
貸借対照表の特徴

　それでは実際の病院の貸借対照表を見てみましょう（図21参照）。

　資産でまず目に付くのは有形固定資産です。診療活動を行う上では、土地、建物、医療機器等の固定資産が必要となります（多額の初期投資が必要）。また資産が古くなった場合、定期的に更新が必要となりますので、常に多額の固定資産を保有し続けることになります（設備産業）。

　次に目に付くのは現金及び預金です。診療代金のうち患者負担分（通常3割）は、診療終了時に病院窓口で現金で受領します（現金商売）。その結果、多額の金額が貸借対照表に計上されています（資金繰り面では有利。資金管理の重要性）。

　一方、患者負担分で後日支払となった場合の診療代金は医業未収金に計上されています。また保険診療分（通常7割）は1か月分まとめて診療月の翌月に保険者に請求し、翌々月に銀行口座に振り込まれます。このため、2か月分の保険診療代金が医業未収金として計上されています。医業未収金等の債権の回収不能見積額は貸倒引当金として計上されます（債権管理の重要性。ただし、図21では債権から直接減額されているため、科目として記載されていない）。

　病院では医薬品、診療材料等のたな卸資産が診療に使用されます。期末時点での未使用の残高がたな卸資産に計上されています（在庫管理の重要性）。なお、SPDで預託在庫方式を採用している場合、病院にある未使用の診療材料等の所有権は業者にありますので、病院のたな卸資産には計上されません（金額ベースのたな卸資産残高は意外と少ない）。

負債でまず目に付くのは借入金です。医療法人は株式会社でないため、株式発行による資金調達ができません。このため有形固定資産の取得代金は主として借入金で賄われることになります(借入金の返済可能性が重要。財務安全性)。

　次に目に付くのは買掛金・未払金等の仕入債務です。診療を行う上では医薬品、診療材料、固定資産等の購入や、委託費、光熱水費、修繕費、賃借料等のサービス受領が必要になりますので、未払の仕入債務が負債として計上されています。

　病院では医師、看護師、薬剤師、事務職員等の多くの職員が働いています。職員の退職時には退職金を支払いますが、退職金支払い債務を職員の勤務期間に応じて予め負債計上するため、退職給付引当金を計上します(100%引当てれば通常、多額となる)。

　純資産ですが、医療法人は利益の配当が禁止されていますので、出資者から拠出で資金を集めることが困難なため、通常、資本金等が負債・純資産合計に占める割合は低くなります(過小資本)。一方、利益剰余金は過年度の経営成果としての利益の蓄積額であり、経営状況の良否により金額は大きく異なることになります。

　図21の貸借対照表は、医療法人の財務諸表公開制度に基づき、都道府県に届出された財務諸表を一部修正して掲載しております。証券取引所に上場している会社のように外部監査を受けていませんので、各科目が前項までに記載した内容どおりでない可能性があります。その点に留意して見てください(未監査の財務諸表を利用する限界)。

図21　貸借対照表の実例　　　　　　　　　　　　　　　　　　　　　　　（単位：千円）

			A医療法人	B医療法人	C医療法人
流動資産			1,836,260	1,662,865	1,834,038
	現金及び預金		790,124	96,403	1,507,539
	医業未収金		960,363	1,468,270	310,077
	たな卸資産		34,976	83,391	6,397
	前払費用		24,508	10,689	5,828
	その他流動資産		26,289	4,112	4,197
固定資産			2,794,344	7,049,855	879,843
	有形固定資産		2,731,853	6,981,651	755,601
		建物	509,804	2,725,818	370,328
		構築物	45,702	62,751	4,367
		医療用器械備品	340,917	391,750	
		その他の器械備品		119,797	18,078
		土地	975,594	847,799	266,122
		建設仮勘定	859,836	2,833,736	96,706
	無形固定資産		17,391	15,271	9,483
		ソフトウェア	15,828	11,463	4,683
		その他の無形固定資産	1,563	3,807	4,800
	その他の資産		100	52,933	114,759
		有価証券		17,500	60
		長期貸付金		34,414	1,955
		その他の固定資産	100	1,019	112,744
	資産合計		4,585,604	8,856,054	2,713,881

(単位：千円)

		A医療法人	B医療法人	C医療法人
流動負債		964,352	4,738,681	216,933
	買掛金	552,665	415,435	
	短期借入金	50,000	1,830,000	
	未払金	35,836	1,725,651	324
	未払費用	269,263	351,618	182,365
	未払法人税等	21,477		164
	未払消費税等	3,760		1,817
	預り金	8,577	46,076	32,257
	前受収益	3,400		
	賞与引当金		369,900	
	その他の流動負債	19,374		
固定負債		4,454,894	2,099,717	1,030,105
	長期借入金	3,760,471	1,495,000	906,468
	退職給付引当金	625,023	604,717	119,117
	その他の固定負債	69,400		4,520
負債合計		5,419,246	6,838,398	1,247,038
純資産				
	資本金	239,600	1,296,053	256,490
	資本剰余金	933,294		
	利益剰余金	△2,006,536	721,602	1,210,353
純資産合計		△834,642	2,017,655	1,466,843
負債・純資産合計		4,585,604	8,856,054	2,713,881

21. 貸借対照表の見方（2）
経営分析の視点

　貸借対照表は財政状態を表しています。その中ではまず、債務（負債）の支払い能力があるか否か（財務安全性）が重要となります。

　債務のうち通常、多額になるのが借入金です。借入金の返済能力を見る上では、まず余裕資金としての現預金や有価証券がどの程度あるかを見ます。借入金残高に比べて多額の余裕資金がある場合は、借入金の返済は比較的楽といえます。次に借入金の返済原資となるのは将来の利益（厳密には事業キャッシュ・フロー）です。そのため、借入金残高が損益計算書の営業利益（より厳密には当期純利益に減価償却費等の非資金費用を加えた簡易事業キャッシュ・フロー）の何年分となっているかを見ます。年数が借入金の契約上の返済期限までの残存年数を超える場合、借入金の返済に困難をきたしますので、借入金の返済原資を賄えるほど十分な利益を計上しているか否かが重要となります。

　財務安全性を見る上では、資金調達側である負債と純資産のバランスを見ます。全資金調達額（総資産）に占める返済義務のない純資産の比率（＝自己資本比率）が高いほど、財務安全性が高くなります。病院の資金調達手段が主として借入金となる関係上、自己資本比率は過去に多額の利益を計上し、多額の利益剰余金がある場合を除き、通常、低くなっています。

　短期的な資金繰りを見るためには、1年以内に支払期限が到来する負債（＝流動負債）と、その支払い原資となる短期間に資金化できる資産（＝流動資産）との比率（＝流動比率）を見ます。流動負債に比べて流動資産が多い方が短期的な資金繰りは楽になりますが、流動資産の中には、すぐに支

払資金として使える現預金、現金化まで2か月程度を要する医業未収金、診療に使って診療代金としての現金や医業未収金になってから資金として回収される棚卸資産等、支払資金として使えるまでの期間に長短があります。資金化までの期間が短いものが多い（現預金比率、当座比率等が高い）ほど、財務安全性は高まることになります。

　長期的な資金繰りを見る上では固定資産と固定負債（＝固定比率）や、固定負債・純資産合計（＝長期固定適合率）とのバランスを見ます。長期間の使用により、診療代金として資金回収される固定資産の資金調達源泉が、長期的に返済義務のある固定負債や、返済義務のない純資産で賄われている場合は、財務安全性が高いといえます。

　貸借対照表を見る上で注意すべき点としては、資産については換金（回収）可能額で計上されているか否かです（資産の回収可能性）。計上額と回収可能額とが乖離するケースとしては、取得後の時価の変動に伴う有価証券や土地・建物等の不動産の含み損益の発生、回収不能な医業未収金・貸付金等の不良債権の発生、期限切れや使用可能性の低い医薬品・診療材料等の不良在庫の発生があります。

　一方、負債については支払義務のある負債が網羅的にすべて計上されているか否かです（負債の網羅性）。網羅的に計上されていないケースとしては、退職給付引当金や賞与引当金といった引当金の非計上や過小計上、仕入債務の未計上や過小計上といった簿外債務の発生があります。

　従って財政状態の真の姿を把握するためには、貸借対照表の各項目を追加資料に基づいて適宜修正した上で利用する必要があります。

図22　貸借対照表分析の視点

貸借対照表

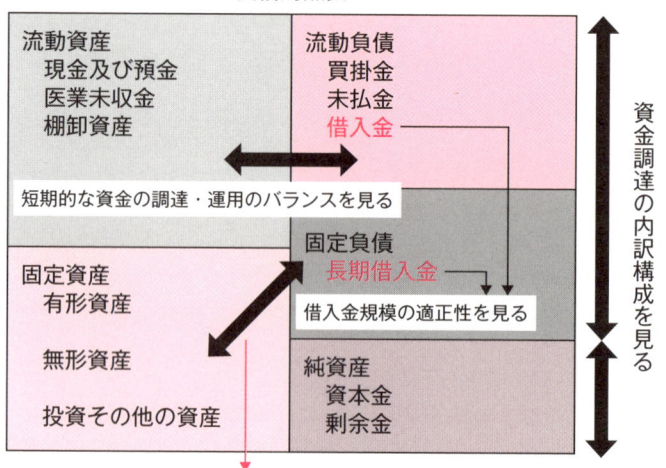

流動資産 　現金及び預金 　医業未収金 　棚卸資産	流動負債 　買掛金 　未払金 　借入金
←短期的な資金の調達・運用のバランスを見る→	
固定資産 　有形資産 　無形資産 　投資その他の資産	固定負債 　長期借入金 借入金規模の適正性を見る
	純資産 　資本金 　剰余金

長期的な資金の調達・運用のバランスを見る

資金調達の内訳構成を見る

22. 損益計算書の主な項目（1）医業収益

（1）科目の説明

①医業収益の内容

　医業収益とは、病院の本業である医療サービスの対価として実現した収益のことをいいます。医業収益は、その趨勢を検討し、また、その構成によりその病院の入院・外来の比重や、保健予防活動の程度を知るため、**表13**のように分類されます。

表13　医業収益の種類

勘定科目	科目の内容の説明
入院診療収益	入院患者の診療、療養に係る収益（医療保険、公費負担医療、公害医療、労災保険、自動車損害賠償責任保険、自費診療、介護保険等）
室料差額収益	選定療養費の対象となる特別の療養環境の提供に係る収益
外来診療収益	外来患者の診療、療養に係る収益（医療保険、公費負担医療、公害医療、労災保険、自動車損害賠償責任保険、自費診療等）
保険予防活動収益	各種の健康診断、人間ドック、予防接種、妊産婦保健指導等保健予防活動に係る収益
受託検査・施設利用収益	他の医療機関から検査の委託を受けた場合の検査収益及び医療設備器械を他の医療機関の利用に供した場合の収益
その他の医業収益	文書料等上記に属さない医業収益（施設介護及び短期入所療養介護以外の介護報酬を含む）
保険等査定減	社会保険診療報酬支払基金などの審査機関による審査減額

②収益計上のタイミング

　収益を認識する時期については、「3．簿記の対象となる取引、取引の

認識基準」の項に記載した「発生主義」に加えて、「実現主義」というルールに基づくことになります。ここでいう実現とは、将来の収入の客観性と確実性が保証されることであり、具体的には図23の2要件を満たしたときとされています。

図23　実現主義とは

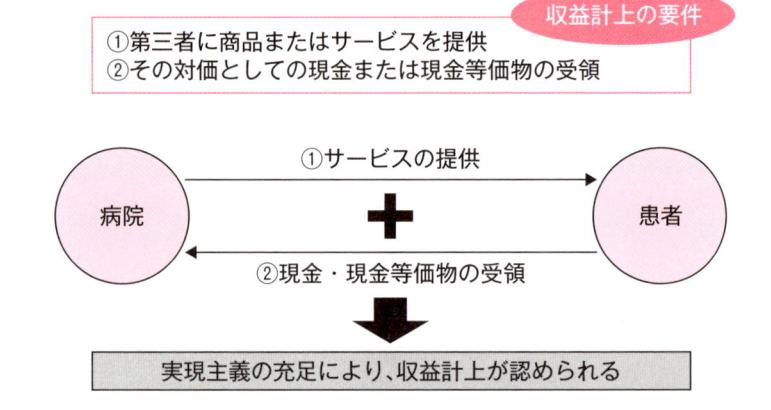

収益計上の要件
①第三者に商品またはサービスを提供
②その対価としての現金または現金等価物の受領

①サービスの提供
病院 ＋ 患者
②現金・現金等価物の受領

実現主義の充足により、収益計上が認められる

では、医業収益がいつの時点で実現したのかですが、診療による収益の計上は「診療行為を実施し、診療報酬として請求する金額が確定した時点」が妥当といえます。

つまり、保険請求分であればレセプトの点検が完了して請求を行ったとき、外来患者分であれば日々の診療後に請求を行ったとき、入院患者分であれば退院時または定期請求時に請求を行ったときに金額計算を実施し、当該診療月に収益を計上することになります。

（2）科目を見る際の着眼点

医業収益は、本業である診療活動から獲得した収益です。病院の医業費用の大半は後ほど見るように給与費、設備関係費など患者数の増減に関係

なく一定額発生する費用(固定費という)から構成されています。この結果、患者の増減(＝医業収益の増減)がそのまま利益の増減に直結しますので、非常に重要です。

医業収益は、過年度実績(＝趨勢分析という)や予算(＝予実分析という)と比較して見ることが重要です。また入院診療収益や外来診療収益の増減に関しては、診療単価、平均在院日数、患者数などの構成要素の増減に分解して、増減理由を検討する視点が重要となります(図24参照)。この構成要素に分解することにより、他病院との比較が可能となります。

図24　医業収益の構成要素への分解

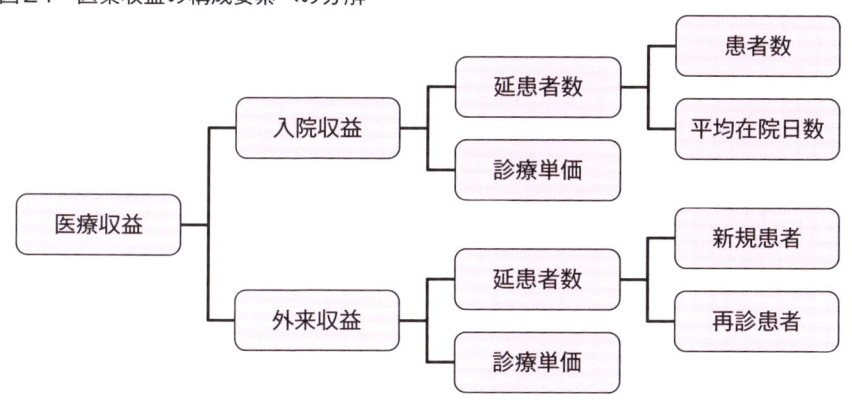

```
医療収益 ─┬─ 入院収益 ─┬─ 延患者数 ─┬─ 患者数
         │            │            └─ 平均在院日数
         │            └─ 診療単価
         └─ 外来収益 ─┬─ 延患者数 ─┬─ 新規患者
                      │            └─ 再診患者
                      └─ 診療単価
```

23. 損益計算書の主な項目（2） 医業費用①材料費

（1）科目の説明

材料費とは、医薬品費、診療材料費、給食用材料費及び医療消耗器具備品費など、棚卸資産の費消による金額をいいます。材料費は**表14**のように分類されます。

表14　材料費の種類

勘定科目	科目の内容の説明
医薬品費	（ア）投薬用薬品の費消額 （イ）注射用薬品（血液，プラズマを含む）の費消額 （ウ）外用薬、検査用試薬、造影剤など前記の項目に属さない薬品の費消額
診療材料費	カテーテル、縫合糸、酸素、ギブス粉、レントゲンフイルムなど1回ごとに消費する診療材料の費消額
医療消耗器具備品費	診療、検査、看護、給食などの医療用の器械,器具及び放射性同位元素のうち、固定資産の計上基準額に満たないもの、または1年内に消費するもの
給食用材料費	患者給食のために使用した食品の費消額

費消額とは、購入金額ではなく、期首及び期末の在庫金額を調整した金額です。医薬品や診療材料は、基本的にはそれぞれの使用量に応じて収益が計上されることから、収益と費用を対応させるためにこのような調整を行います。

　　費消額＝期首在庫金額＋購入額－期末在庫金額

となります（図15参照）。

（2）科目を見る際の視点

　材料費は、当期中の診療行為で使用した医薬品や診療材料の費消金額です。正常に使用したものだけでなく、紛失・過剰投入などの無駄も含むため、他病院との比較や経年比較などにより、適正な材料費水準を維持しているか見ることができます。

　またDPC-PDPS導入病院では原則、使用した医薬品を出来高で請求できません（診断群分類の1日当たり点数に包括評価されている）。包括評価（診療収益は一定）のもとでは、医薬品を使えば使うほど医業費用だけが増加し、結果として医業利益は減少します。その意味で無駄を排除した医薬品の適正使用や、効果等が同一であれば安価なジェネリック医薬品の使用などを検討する必要があります。

　さらに検体検査や給食業務等を外注化した場合、材料費が発生しなくなる代わりに委託費が増加しますので、損益計算書を見る際には留意が必要です。

図15　医薬品費勘定（再掲）

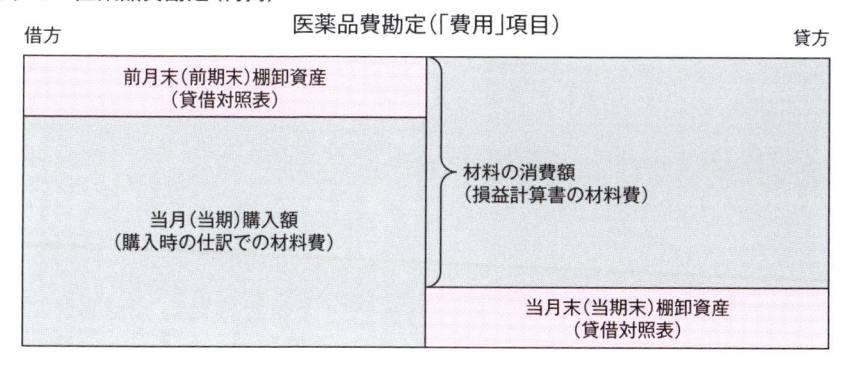

医薬品費勘定（「費用」項目）

借方	貸方
前月末（前期末）棚卸資産 （貸借対照表）	材料の消費額 （損益計算書の材料費）
当月（当期）購入額 （購入時の仕訳での材料費）	
	当月末（当期末）棚卸資産 （貸借対照表）

24. 損益計算書の主な項目（2）医業費用②給与費

（1）科目の説明

「給与費」とは、月々の給料のみならず、賞与、賞与引当金繰入額、退職給付費用及び法定福利費などを含めた、労働力の費消による金額をいいます。給与費は表15のように分類されます。

表15　給与費の種類

勘定科目	科目の内容の説明
給料	病院で直接業務に従事する役員、従業員に対する給料、手当
賞与	病院で直接業務に従事する従業員に対する確定済賞与のうち、当該会計期間に係る部分の金額
賞与引当金繰入額	病院で直接業務に従事する従業員に対する翌会計期間に確定する賞与の当該会計期間に係る部分の見積額
退職給付費用	病院で直接業務に従事する従業員に対する退職一時金、退職年金等将来の退職給付のうち、当該会計期間の負担に属する金額（役員であることに起因する部分を除く）
法定福利費	病院で直接業務に従事する役員・従業員に対する健康保険法、厚生年金保険法、雇用保険法、労働者災害補償保険法、各種の組合法などの法令に基づく事業主負担額

労働力は数えられるものではなく、材料のように在庫（ストック）することができないため、労働した期間に対応する費用を計上します。

給与の支払日が25日で当月末までの給与（基本給）を当月に支払う場合、時間外手当や宿直手当等は事務処理の関係で、通常翌月の25日に支払われます（従って基本給部分は当月末まで計上されているが、手当部分は前

月末分までしか計上されていない)。発生主義の下では、労働を行った月に費用計上する必要がありますので、3月1カ月分の手当てを未払費用に計上し、3月末までの給与が全て当年度の費用として織り込まれるようにします。(図25参照)。

　同様に、賞与引当金繰入額、退職給付費用についても、支払は半年に1回や退職時ですが、費用は労働に対応して計上する必要がありますので、それぞれ賞与引当金や退職給付引当金を計上します。

(2) 科目を見る際の視点

　給与費は、病院に勤務する医師、看護師、事務職員等に支払われる人件費です。人件費は一般的に少ない方がよいと考えられますが、優秀な医師・看護師等を確保することが、病院が収益を獲得する上で最も重要なポイントであることにも留意する必要があります。また、業務の外部委託(アウトソーシング)の範囲によって、人件費が委託費に変わるケースがあります。病院で職員を抱えて実施するべき業務、外部委託した方が効率的かつ効果的な業務を慎重に判断しているか、という観点でも見ることができます。一般的に病院で業務を内製化するか外部委託するかを検討した結果、運営上外部委託が有利と判断されることが多く、多くの業務が外部委託されています。

　給与費は一旦職員を採用すると患者数の多寡(＝医業収益の増減)に関係なく、一定金額発生する費用です(＝固定費)。従って医業収益に対する給与費の比率(＝人件費比率)の変動に着目して見るとよいでしょう。

図25　給与費と労働時間

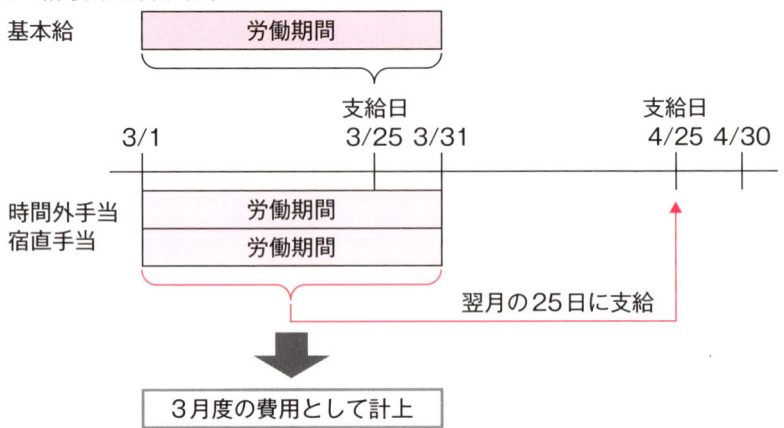

基本給　　　労働期間（3月初旬〜3/25）
支給日 3/25　3/31　　　　　支給日 4/25　4/30
3/1

時間外手当
宿直手当
　　　労働期間
　　　労働期間

翌月の25日に支給

3月度の費用として計上

25. 損益計算書の主な項目（2）
医業費用③設備関係費

(1) 科目の説明

　設備関係費とは、減価償却費、器機賃借料、地代家賃、修繕費、固定資産税等、器機保守料、器機設備保険料及び車両関係費など、設備の使用に関連して発生する費用をいいます。各科目の内容は**表16**のとおりです。

表16　設備関係費の種類

勘定科目	科目の内容の説明
減価償却費	固定資産の計画的・規則的な取得原価の配分額
器機賃借料	固定資産に計上を要しない器機等のリース・レンタル料
地代家賃	土地、建物などの賃借料
修繕費	有形固定資産に損傷、磨滅、汚損などが生じたとき、原状回復に要した通常の修繕のための費用
固定資産税等	固定資産税、都市計画税等の固定資産の保有に係る租税公課。ただし、車両関係費に該当するものを除く。
器機保守料	器機の保守契約に係る費用
器機設備保険料	施設設備に係る火災保険料等の費用。ただし、車両関係費に該当するものを除く。
車両関係費	救急車、検診車、巡回用自動車、乗用車、船舶などの燃料、車両検査、自動車損害賠償責任保険及び自動車税等の費用

　以下ではそのうち、発生額の大きい減価償却費について見てみましょう。

①減価償却費

　例えば医療機器を購入することを想定してみましょう。購入段階では医療機器という資産が増加するのみで、収益も費用も生じません。しかし、

医療機器も使用や時の経過に応じて消耗し、価値が減少します。この医療機器の消耗分を費用として損益計算書に計上すると同時に、貸借対照表においてもこの資産価値の減少を財政状態に反映させる必要があります。

その両方を可能にするのが、「減価償却」という会計処理です（図26参照）。

図26　減価償却費とは

〈前提〉
・期首に1,000,000円の固定資産を購入した
・固定資産を使用して、当期に150,000円の利益をあげた
・期末に計上する減価償却費は100,000円であった

期末の減価償却費計上仕訳は‥

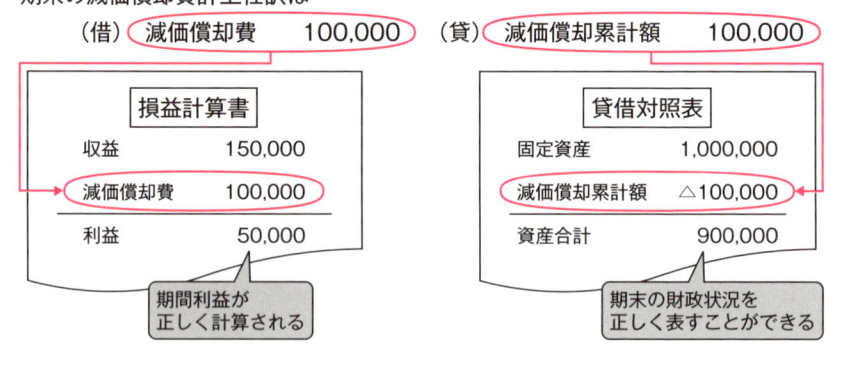

（借）　減価償却費　　100,000　　（貸）　減価償却累計額　　100,000

損益計算書
収益	150,000
減価償却費	100,000
利益	50,000

期間利益が正しく計算される

貸借対照表
固定資産	1,000,000
減価償却累計額	△100,000
資産合計	900,000

期末の財政状況を正しく表すことができる

　減価償却を行うためには、ある期間においてどれだけ固定資産が消耗したのかを決定する必要がありますが、これを正確に測定することは非常に困難です。そこで、会計では実際の価値の減少（減価）の状態とは関係なく、耐用年数、残存価額及び償却方法等を定め、一定の方法で規則的に資産価値を減少させていきます。

　代表的な減価償却方法として定額法や定率法があります。定額法とは、固定資産の価値を毎期一定額ずつ減少させていく（＝費用は毎期一定）減価償却方法です。また、定率法とは、固定資産の価値を毎期一定率ずつ

減少させていく（＝費用が逓減する）減価償却方法です。

（2）科目を見る際の視点

　設備関係費の中で、減価償却費は病院経営にとって重要な指標です。減価償却費は耐用年数、取得価額と残存価額及び減価償却方法という要素によって計算結果が変動します。また、設備投資の時期や規模も変動要因になりますので、比較検討する場合は、貸借対照表の固定資産の増減や、会計方針に記載されている減価償却方法などと合わせて見ることが必要です。一方、設備が老朽化して減価償却費が減少してくると、修繕費が増加します。このように、設備関係費を分析することにより、病院の設備投資方針や施設マネジメントの状況に関する情報を入手することができます。

26. 損益計算書の主な項目（2）医業費用④その他の費用

（1）科目の説明

「材料費」、「給与費」、「設備関係費」以外の医業費用は「委託費」、「研究研修費」、及び「経費」に分類されます。それぞれの分類に計上される主な科目は**表17**のとおりです。

表17　その他の費用の種類

勘定科目	科目の内容の説明
委託費	検査委託費、給食委託費、寝具委託費、医事委託費、清掃委託費、保守委託費など、外部に業務を委託した場合の費用
研究研修費	研究用材料・図書の購入額等の研究活動に要した費用（＝「研究費」）や、外部講習会・研修会への参加費用、講師への謝礼等の職員の研修のために要した費用（＝「研修費」）
経費	「福利厚生費」、「旅費交通費」、「職員被服費」、「通信費」、「広告宣伝費」、「消耗品費」、「消耗器具備品費」、「会議費」、「水道光熱費」、「保険料」、「交際費」、「諸会費」、「租税公課」、「医業貸倒損失」、「貸倒引当金繰入額」、「雑費」等、材料費、給与費、委託費、設備関係費、及び研究研修費以外の費用

以下では経費のうち主な費目について説明します。

①消耗品費

カルテ、検査伝票、会計伝票などの医療用及び事務用の用紙、帳簿、電球、洗剤など1年内に消費するものの費消額を計上します。なお、診療材料は材料費の「診療材料費」で処理しますので注意して下さい。

②消耗器具備品費

事務用その他の器械、器具のうち、固定資産の計上基準額に満たないも

の、または1年内に消費するものを計上します。なお、医療用のものは材料費の「医療消耗器具備品費」で処理しますので注意して下さい。

③水道光熱費

病院では医療機器、照明、空調、厨房、ボイラー等で多くの電気、ガス、水道、重油などを利用するため、水道光熱費が多額に発生します。

④租税公課

印紙税、登録免許税、事業所税などの租税及び町会費などの公共的課金としての費用を計上します。ただし、固定資産税は設備関係費の「固定資産税等」で、自動車取得税、重量税等は設備関係費の「車両関係費」で、法人税、住民税及び事業税は「法人税、住民税及び事業税負担額」で処理しますので注意して下さい。

⑤雑費

経費のうち、科目名を設けてある他の費用以外の雑多な費用を処理する科目です。様々な内容の費用が処理されていますので、金額的重要性がある場合は別途、科目を定めて処理する必要があります。

(2) 科目を見る際の視点

医事業務、給食業務、検査業務、清掃業務、寝具整備業務、警備業務、設備・器機類の保守業務など、病院では様々な業務を職員ではなく外部の業者に委託するケースが増えています。業務委託の範囲によって、給与費や材料費が委託費に変わるケースがありますので、委託費を見る際にはそれらの費目の発生額と合わせて見ることが必要になります。

27. 損益計算書の主な項目（3）
医業外収益・医業外費用

（1）科目の説明
①医業外収益

医業外収益とは病院の本業である医療サービスの対価として実現した収益以外の経常的に発生する収益をいいます。例えば余裕資金を定期預金や有価証券等で運用した場合の受取利息、受取配当金や有価証券売却益などが医業外収益として計上されます。

医業外収益は大きく分けて**表18**のように分類されています。

表18　医業外収益の種類

勘定科目	科目の内容の説明
受取利息及び配当金	金融機関に預け入れた預貯金等、保有する公社債等及び貸付金の利息と、保有する株式、出資金等に対する配当金。
有価証券売却益	売買目的等で所有する有価証券を売却した場合の売却益。
運営費補助金収益	病院の運営を助成するために交付を受けた補助金、負担金。
施設設備補助金収益	施設整備に係る補助金、負担金のうち、当該会計期間に配分された額。
患者外給食収益	入院患者以外の付添人や職員等に対して給食を提供した場合の収益。
その他の医業外収益	上記以外の医業外収益。例えば病院の駐車場、売店、自動販売機、テレビカード等に係る収益。

以下ではその他の医業外収益について説明します。

《その他の医業外収益》

　病院においては駐車場、売店、自動販売機、テレビカード等、診療活動に付随して様々な収益が経常的に発生します。このような収益は診療活動そのもの（本業）の収益ではないため、「その他の医業収益」ではなく「その他の医業外収益」に計上されます。

②**医業外費用**

「医業外費用」とは病院の本業である医療サービスを提供するために必要となる通常の医業活動に伴って発生した費用以外の経常的に発生する費用をいいます。例えば金融機関からの借入金に対する支払利息などが医業外費用として計上されます。

　医業外費用は、大きく分けて**表19**のように分類されています。

表19　医業外費用の種類

勘定科目	科目の内容の説明
支払利息	金融機関等より借り入れた借入金に係る利息。
有価証券売却損	売買目的等で所有する有価証券を売却した場合の売却損。
患者外給食用材料費	入院患者以外の付添人や職員等に対して給食を提供した場合の材料費。
診療費減免額	患者に無料または低廉な料金で診療を行う場合の診療費の減免額。
医療外貸倒損失	医業未収金以外の債権で発生した回収不能額（貸倒額）。
貸倒引当金医業外繰入額	当該会計期間に発生した医業未収金以外の債権の発生額のうち、回収不能と見積もられる部分の金額。
その他の医業外費用	上記以外の医業外費用。

　主なものは支払利息になりますが、詳細は「15．貸借対照表の主な項目（3）流動負債②借入金」の項を参照して下さい。

（2）科目を見る際の着眼点

　その他の医業外収益には、医業収益以外で診療に付随する収益が網羅的に計上されています。この内訳明細を見ることで、様々な収益が診療に付随して発生していることが理解できます。

　また、支払利息は借入金の金額と相関関係がありますので、貸借対照表と合わせて見ていくことが必要です。借入金の増加は、支払利息の増加に繋がり、損益計算にも重要な影響を与えます。また計算利子率（＝支払利息÷借入金平均残高）を見ることで、資金調達の巧拙や金融機関の融資姿勢をうかがい知ることができます（病院の信用状態が悪いほど、借入金利は高くなる）。

28. 損益計算書の主な項目（4）
臨時収益・臨時費用・法人税、住民税及び事業税負担額

（1）科目の説明

①臨時収益

　臨時収益とは病院における通常の活動以外の特別な要因により一時的に発生した収益をいいます。例えば固定資産売却益や受取保険金など特別な要因により臨時的に発生した収益を計上します。

　企業会計においては、同種の科目として特別利益が使用されています。しかし、企業会計における特別利益は「特別」という用語が広く解釈されがちであるため、病院会計準則ではその内容をできるだけ限定しようとする趣旨から「臨時」という用語が採用されています。したがって、臨時収益は特別利益と同一内容のものではなく、限定的に使用されるべきものと解釈されます。

　臨時収益は、表20のように分類されています。

表20　臨時収益の種類

勘定科目	科目の内容の説明
固定資産売却益	所有する固定資産を売却した場合の売却益（売却価額がその帳簿価額を超える差額）。売却に係る手数料等の費用を差し引いて、純額をもって計上する。
その他の臨時収益	上記以外の臨時的に発生した収益。すでに過年度で貸倒償却した債権の回収額、災害時の保険金収益等が考えられる。

②臨時費用

　臨時費用とは病院における通常の活動以外の特別な要因により一時的に

発生した費用をいいます。例えば固定資産売却損、固定資産除却損、賠償金など特別な要因により臨時的に発生した費用を計上します。

費用の場合も収益と同様、企業会計における「特別」よりも限定的な用語として「臨時」を採用しています。

臨時費用は、表21のように分類されています。

表21　臨時費用の種類

勘定科目	科目の内容の説明
固定資産売却損	所有する固定資産を売却した場合の売却損（売却価額がその帳簿価額に不足する差額）。
固定資産除却損	固定資産を廃棄した場合の帳簿価額及び撤去費用。
資産に係る控除対象外消費税額等負担額	控除対象外消費税等のうち、資産取得部分から発生した金額のうち多額な部分。
災害損失	火災、水害等の天災によって生じた資産の廃棄損と復旧に係る費用。
その他の臨時費用	上記以外で、臨時的に発生した費用。

以下では固定資産除却損について説明します。

《固定資産除却損》

固定資産除却損には、例えば病院の建て替え等に伴い臨時かつ巨額に発生するものから、老朽化に伴う通常の固定資産の維持更新のために毎期、経常的に発生するものまでありますが、特に区別せず両者とも臨時費用に計上します。なお、固定資産除却損には、資産廃棄時点での固定資産の未償却簿価だけでなく、撤去費用等の除却費用がある場合には、それらも合わせて計上します。

③法人税、住民税及び事業税負担額

当期の法人税額等（法人税、住民税及び事業税）として納付すべき金額に、

税効果会計適用によって計算された税金等調整額（法人税等調整額）を加減した金額を「法人税、住民税及び事業税負担額」といいます。

「税引前当期純利益」から「法人税、住民税及び事業税負担額」差引くことによって、最終的に病院に残る「当期純利益」を計算します。

（2）科目を見る際の着眼点

　臨時収益や臨時費用は文字通り臨時に発生するものです。損益計算書の経常利益の数字を良く見せるために、本来は臨時収益に計上しなければならない収益を医業外収益に計上したり、逆に本来は医業外費用に計上しなければならない費用を臨時費用に計上している場合があります。従って内訳明細を入手し、どのような理由でどのようなものが発生したのかに留意し、医業外収益・費用と臨時収益・費用とが混同されていないかという観点で見てみるとよいでしょう。

　また、法人税、住民税及び事業税負担額は、病院の開設主体や税効果会計適用の有無により計上される金額が大きく異なります。したがって「法人税、住民税及び事業税負担額」を「税引前当期純利益」で除した割合（＝実効税率）を見ることにより、税効果会計適用の有無（適用している場合は法定実効税率に近い値となるケースが多い）や開設主体の税金負担割合を把握することができます。

29. 損益計算書の見方（1）
損益計算書の特徴

　それでは実際の病院の損益計算書を見てみましょう（表22参照）。
　収益面では医業収益と比べると医業外収益や臨時収益はかなり少額となっています。その意味で本業である診療業務でしっかりと収益を上げていくことが重要となります。
　医業収益の中で最大のものは「入院診療収益」です。1日当たりの患者数でみた場合、外来患者の方が入院患者より多いですが、診療単価面では外来患者の方が入院患者より低いうえ、通常、日曜祝日等は外来診療がない（診療日数が少ない）ので、圧倒的に入院診療収益の方が多くなっています。
　次に費用面を見てみましょう。医業費用に比べると医業外費用や臨時費用はかなり少額となっています。病院事業は多額の固定資産や借入金を要する事業と貸借対照表の項で述べましたが、費用面でみた場合は営業外費用の主要項目である支払利息でも医業収益の1.0％程度しかありません。その意味で本業である診療業務の費用（＝医業費用）をきっちりと管理していくことが重要となります。
　それでは医業費用の構成を見てみましょう。医療法人の一般型の場合、給与費（53.7％）が最大のものであり、材料費（19.3％）、設備関係費（8.9％）、経費（7.5％）、委託費（5.3％）の順で続きます（次項の表23参照）。
　給与費ですが、医業費用の50％を超えており、給与費の管理が非常に重要となります。単純な給与削減策（人員の削減や給与水準の引き下げなど）は現場の作業負荷を高めたり、職員のモチベーションを下げたりして、費用削減以上に医業収益が減る場合があります。また人員を増強すること

で患者数等を伸ばしたり、診療報酬上の施設基準が取れたりして、給与費の増加以上に収益が増加する場合もあります。つまり、給与費は金額の増減に着目するのではなく、医業収益に占める給与の比率(給与費比率)の増減に着目するとよいでしょう。

　材料費ですが、医業費用の20%程度あります。材料費は患者数(＝医業収益)に連動して増減する変動費です。従って過年度比較で増減額を見るのではなく、医業収益に占める比率(材料費比率)の増減に着目して見るとよいでしょう。

　その他の費用については他施設との比較や自施設での経年変化に着目して見るとよいでしょう。

　23.損益計算書の主な項目(2)医業費用①材料費、24.損益計算書の主な項目(2)医業費用②給与費、26.損益計算書の主な項目(2)医業費用④その他の費用の項で記載したように、病院業務の外部委託化により、各費用の間には代替性(例えば委託費が増える代わり材料費や給与費が減るなど)がありますので、上記比率を見る際にはその点に留意して利用してください。

表22 損益計算書の実例

病院形態	一般	
病床数（床）	470	398
	A病院	B病院
入院診療収益	7,945,447	5,048,862
外来診療収益	2,916,227	1,226,177
その他の医業収益	335,223	146,471
医業収益計	11,196,897	6,421,510
医薬品費	1,462,713	774,140
診療材料費	791,723	1,011,763
その他材料費	1,461	85,761
材料費計	2,255,897	1,871,664
給料及び手当	4,689,289	2,105,872
賞与	583,117	351,578
賞与引当金繰入額	261,510	146,011
退職給付費用	364,463	368,418
法定福利費	693,887	103,824
給与費計	6,592,266	3,075,704
委託費	817,581	232,106
減価償却費	675,571	293,780
修繕費	183,277	179,444
賃借料	102,753	84,161
水道光熱費	219,952	133,448
租税公課	197,110	13,763
貸倒引当金繰入額	9,438	74
その他経費	156,755	307,668
経費計	2,362,435	1,244,443
研究研修費	58,910	3,242
医業費用合計	11,269,509	6,195,053
医業利益	▲72,613	226,456
受取利息	13,640	12
その他医業外収益	61,772	27,433
医業外収益合計	75,412	27,444
支払利息	23,709	70,554
その他医業外費用	0	8,087
医業外費用合計	23,709	78,640
経常利益	▲20,909	175,261
臨時収益	7,906	121
臨時費用	14,827	2
税引前当期純利益	▲27,830	175,380
法人税、住民税及び事業税負担額	0	0
当期純利益	▲27,830	175,380

【出典：国立病院機構の一部病院の平成23年度財務諸表を適宜修正（国立病院機構のHPより）】

今すぐできる！ ゼロから学べる財務会計入門

(単位：千円)

療養型		精神	
375	500	430	230
C病院	D病院	E病院	F病院
3,209,436	4,319,115	2,871,435	2,223,128
298,799	421,428	145,731	128,267
79,232	124,988	13,962	13,597
3,587,467	4,865,531	3,031,129	2,364,992
216,107	332,494	140,100	68,919
207,105	253,918	14,049	9,663
72,134	158,389	92,738	56,377
495,346	744,801	246,888	134,959
1,328,681	1,847,415	1,359,598	1,083,631
258,170	333,224	256,810	201,286
100,508	147,295	102,627	86,387
286,681	403,198	299,008	234,578
62,264	93,518	72,387	51,236
2,036,303	2,824,650	2,090,431	1,657,118
170,747	205,293	139,323	132,302
194,411	361,105	121,633	109,099
75,931	129,495	31,421	27,082
45,367	71,606	2,667	1,056
68,607	144,514	62,644	95,846
5,077	7,719	3,126	653
▲64	353	371	254
172,557	241,195	128,310	118,482
732,632	1,161,281	489,494	484,773
1,534	235	467	3,175
3,265,815	4,730,968	2,827,280	2,280,026
321,652	134,563	203,849	84,966
1,595	4,947	1,337	0
13,727	13,926	13,640	1,926
15,322	18,873	14,977	1,926
41,803	73,509	23,695	41,721
14,511	18,722	12,296	2,573
56,314	92,231	35,992	44,294
280,660	61,206	182,834	42,598
0	0	0	0
27,647	1,661	85,754	1,115
253,013	59,544	97,079	41,484
0	0	0	0
253,013	59,544	97,079	41,484

30. 損益計算書の見方（2）
経営分析の視点

損益計算書は経営成績を表しています。その中ではまず病院がどの程度の利益を獲得しているか（＝収益性）が重要となります。

次に事業の継続性を見る上で、収益、利益、（純）資産がどの程度伸びているのか（＝成長性）も重要になります。

また、収益性と少し似ていますが、職員1人当たりや病床1床当たりの医業収益を算定し、経営資源としての職員や病床を、どの程度効率的に利用して収益を生んでいるか（＝生産性）を見たりします。

表23　病院類型別主要損益指標

	単位	医療法人				
		一般	ケアミックス	療養型	精神科	
〈収益性指標〉						
医業利益率	%	3.4	4.3	5.8	4.1	
経常利益率	%	3.8	4.6	6.7	5.6	
材料費比率	%	19.3	14.2	10.0	10.7	
医薬品費比率	%	10.5	8.3	5.4	6.8	
給与費比率	%	53.7	58.4	59.1	62.1	
委託費比率	%	5.3	5.4	5.8	4.3	
設備関係費比率	%	8.9	8.2	7.7	7.4	
減価償却費比率	%	4.3	4.1	3.7	4.8	
経費比率	%	7.5	7.8	8.9	9.2	
金利負担率	%	0.9	0.9	0.8	1.0	

【出典：平成23年度病院経営管理指標（厚生労働省のHPより）】

今すぐできる！ ゼロから学べる財務会計入門

　以下では各分析の留意点を記載します。なお、各指標は厚生労働省のHP等で入手可能ですので、自病院の数字と比較して見るとよいでしょう。

①収益性分析

　収益性を見る場合、病院の規模により医業収益や利益の金額は変動しますので（通常、医業収益は規模が大きくなるほど金額が大きくなる）、金額の大小で比べるのではなく、医業収益や総資産に対する利益の比率で収益性を見ます（＝効率的に利益を稼いでいるかを見る）。また利益は収益から費用を差し引いたものですので、利益率の良否の原因を費用面に分解して探るため、医業収益に対する各費用の比率を見ます（表23参照）。

②成長性分析

　医業収益は病院の規模を表す指標の一つですので、医業収益の増加率で事業の成長性を見ます。また医業収益だけでなく、活動の成果としての利

	自治体				計算式
	一般	ケアミックス	療養型	精神科	
	△14.4	△19.6	△25.5	△47.9	医業利益÷医業収益
	△0.8	△4.6	△3.7	△6.7	経常利益÷医業収益
	23.4	18.9	10.6	13.5	材料費÷医業収益
	14.4	11.9	7.2	10.5	医薬品費÷医業収益
	63.1	72.5	85.2	104.2	給与費÷医業収益
	9.2	9.0	10.4	10.3	委託費÷医業収益
	9.5	9.4	8.7	9.6	設備関係費÷医業収益
	7.2	7.8	8.2	8.1	減価償却費÷医業収益
	6.9	7.8	9.9	9.3	経費÷医業収益
	2.0	2.3	0.9	3.2	支払利息÷医業収益

益の増加率でも事業の成長性を見ます。なお、人を採用して収益拡大を図る場合もありますので、人件費の増加率と医業収益の増加率との関係にも注意してみるとよいでしょう。

　さらに事業を行う上では多くの資産を使用します。また、病院が獲得した利益は利益剰余金（＝純資産）として法人内に蓄積されます。通常、事業活動規模が大きくなるほど、総資産や純資産の規模が大きくなりますので、（純）資産面の増加率も収益面の増加率と合わせて見ておく必要があります。

③生産性分析

　職員（人）や病床（モノ）は限りある資源ですので、少ない資源で多くの成果を生み出す方が望ましいといえます。そのため、経営資源別の収益創出度（貢献度）を見る（特に他病院との比較）ことで、改善点を見つけることができます。

　上述の損益計算書分析の主な内容をまとめると**表24**のようになります。

表24　損益計算書分析の主な内容

分類	主な分析内容
収益性分析	・医業収益に対する各利益の比率はどの程度か？ ・医業収益に対する各費用の比率はどの程度か？ ・使用資産に対する各利益の比率はどの程度か？ ・患者1人当たりの収益はどの程度か？
成長性分析	・医業収益は増加しているか？ ・給与費は増加しているか？ ・医業利益は増加しているか？ ・経常利益は増加しているか？ ・総資産は増加しているか？ ・純資産は増加しているか？
生産性分析	・医師1人で獲得している収益はどの程度か？ ・看護師1人で獲得している収益はどの程度か？ ・職員1人で獲得している収益はどの程度か？ ・病床1床で獲得している収益はどの程度か？

MEMO

MEMO

MEMO

MEMO

MEMO

MEMO

医療経営ブックレット
医療経営士のための現場力アップシリーズ④
今すぐできる！　ゼロから学べる財務会計入門

2013年11月20日　第1版第1刷発行

編著者	梅原　隆	
発行者	林　諄	
発行所	株式会社 日本医療企画	
	〒101-0033　東京都千代田区神田岩本町4-14	
	神田平成ビル	
	TEL 03(3256)2861(代表)	
	FAX 03(3256)2865	
	http://www.jmp.co.jp/	
印刷所	図書印刷株式会社	
	表紙画像 © Belkin & Co - Fotolia.com	

ISBN978-4-86439-216-7 C3034　　©Takashi Umehara 2013,Printed in Japan
(定価は表紙に表示しています)

医療経営ブックレット1stシリーズ第1弾!

医療経営士のための現場力アップシリーズ

● A5判並製・64〜96頁　各巻 定価：本体700円+税

① **今すぐできる！**
問題解決型思考を身につける基本スキル
田中智恵子（大阪市立大学特任准教授、株式会社メディカルクリエイト）他　共著

② **今すぐできる！**
人事労務問題解決（理論編）
鷹取敏昭（人事マネジメント研究所進創アシスト代表）著

③ **今すぐできる！**
人事労務問題解決（事例編）
鷹取敏昭（人事マネジメント研究所進創アシスト代表）著

④ **今すぐできる！**
ゼロから学べる財務会計入門
梅原　隆（公認会計士）編

⑤ **今すぐできる！**
医師を集めるブランディング手法
神谷健一（KTPソリューションズ株式会社代表取締役社長）著

⑥ **今すぐできる！**
患者が集まる病院広報戦略
山田隆司（特定非営利活動法人メディカルコンソーシアムネットワークグループ理事長）他　共著

⑦ **今すぐできる！**
患者が集まる接遇術
白梅英子（ル　レーブ）著

⑧ **今すぐできる！**
失敗しない患者クレーム対応術
原　聡彦（合同会社MASパートナーズ代表）著